何でも調べればわかる今、レジデントノートがめざすもの

創刊23年目となったレジデントノート。
皆さまの声を聞きながら、
「研修医が現場で困っていること」や「意外と教わらないこと」、
「研修中に必ず身につけたいこと」を取り上げます。

そして、研修医に必要なことをしっかり押さえた、
具体的でわかりやすい解説を大切にします。

救急外来や病棟はもちろん、新しい科をローテートするとき、
あるテーマについて一通り勉強したいときも
ぜひ本誌をご活用ください。

私たちはこれからも読者の皆さまと
ともに歩んでいきます。

研修医を応援する単行本も続々発刊！

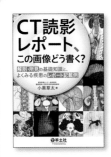
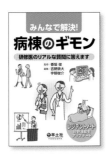
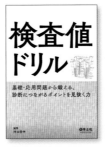
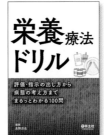
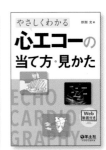

羊土社

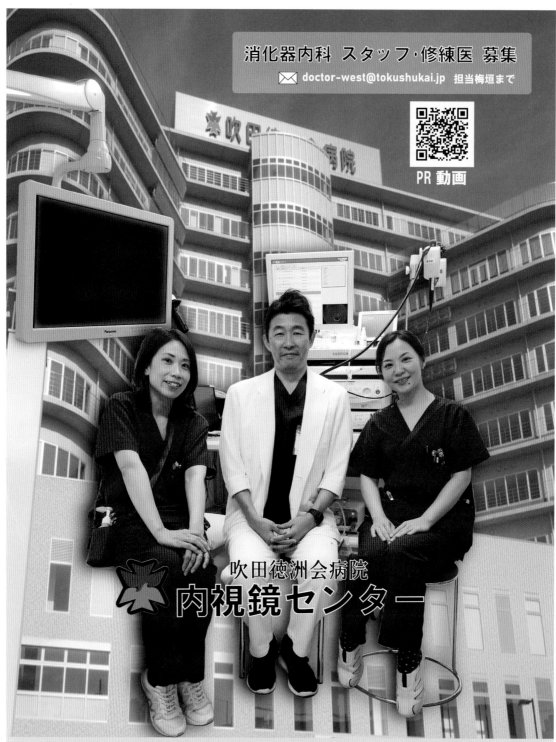

消化器内科 スタッフ・修練医 募集

✉ doctor-west@tokushukai.jp　担当梅垣まで

PR 動画

吹田徳洲会病院
内視鏡センター

部長　吉永　寛

日本消化器病学会専門医制度認定施設	日本消化器病学会専門医・指導医
日本消化器内視鏡学会指導施設	日本消化器内視鏡学会専門医・指導医
日本内科学会認定教育関連病院	日本消化器がん検診学会認定医・指導医
日本プライマリ・ケア連合学会認定	日本内科学会総合内科専門医・指導医
家庭医療後期研修プログラム（ver.2.0）	日本プライマリ・ケア連合学会認定医・指導医

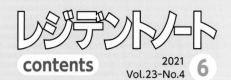

レジデントノート
contents
2021 **6**
Vol.23-No.4

特 集

血液ガス読み方ドリル

すばやく正しく病態を掴む力を身につける

編集／北村浩一（東京ベイ・浦安市川医療センター 腎臓・内分泌・糖尿病内科）

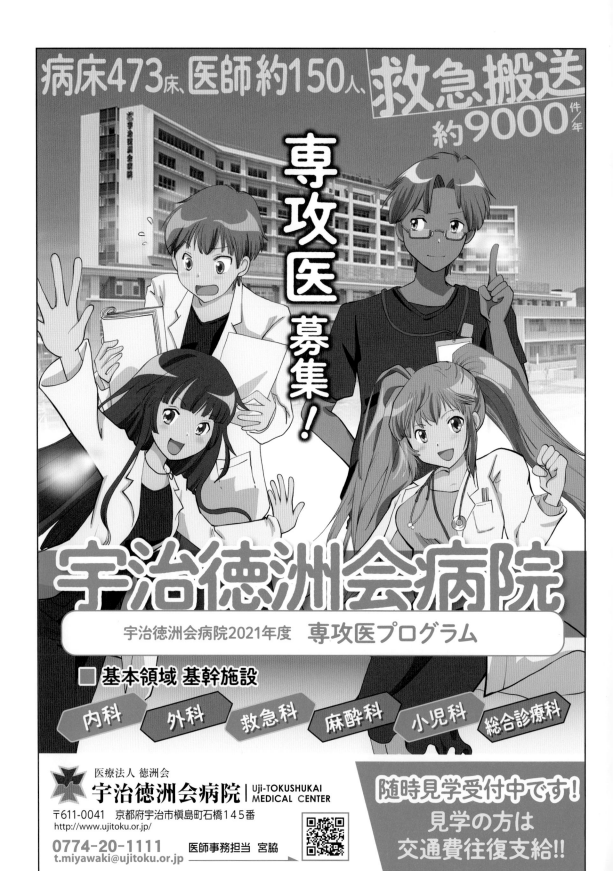

レジデントノート

contents

2021 **6**
Vol.23-No.4

連 載

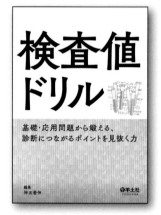
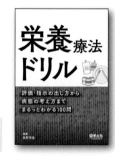
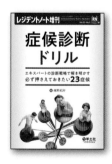

実践！画像診断 Q&A - このサインを見落とすな

上腹部痛を訴える70歳代女性

（出題・解説）山内哲司

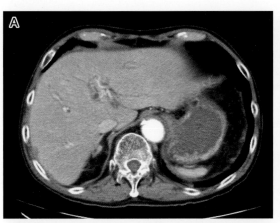
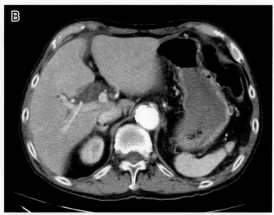
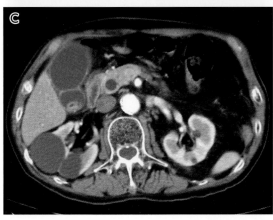
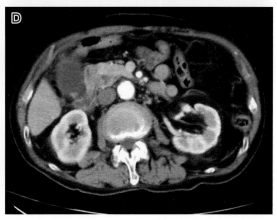

図1　腹部造影CT（動脈相）
A〜D）頭側から順に，ランダムな4スライスを提示.

病歴	
症例：70歳代女性.	
病歴：昨夜より右側優位の上腹部痛を自覚. 今朝より発熱が出現し受診.	
既往歴：脂質異常症，高血圧症.	
身体所見：体温38.1℃. 心窩部から右季肋部に圧痛あり.	
血液検査：胆道系酵素の上昇，白血球の上昇.	

問題

Q1：造影CTの所見は？

Q2：診断は？

本症例はwebで連続画像の参照を推奨します.

Satoshi Yamauchi
（奈良県立医科大学 放射線科・総合画像診断センター）

web上にて本症例の全スライスが閲覧可能です.

Answer
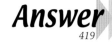

ある1年目の研修医の診断

血液検査でも胆管炎を疑いたいし、胆道が全体に拡張しているので胆管炎がありそうですが、原因ははっきりわかりませんね。

解答 総胆管結石症、急性胆管炎

A1：肝内胆管（図1A ▷）および総胆管（図1C ▷）が拡張し、肝実質は全体に不均一に濃染している。下部総胆管内には結石と思われる高濃度域が認められる（造影CTでははっきりしないが）。

A2：総胆管結石症、急性胆管炎。

解説　総胆管結石症・急性胆管炎はとてもcommonな疾患で、研修医2年目の読者であれば実際に経験したことがある人も多いだろう。下部胆管閉塞に伴って、内腔に胆汁が停滞し、胆管内に細菌感染をきたす病態を指す。見慣れた疾患ではあるが、治療介入が遅れると致死的となりえるため、画像も含めた早期診断が重要である。今回は、この画像診断において知っておくべきピットフォールが存在するため、取り上げることにした。

はじめにCTでの総胆管の探し方だ。まず膵頭部や十二指腸下行脚を同定し、膵頭部から頭側に連続するやや低吸収な管状の構造を見つけるという方法が一般的かと思われるが、自分自身に合う総胆管の同定方法を身につけていただきたい。ここで必ず左右の肝内胆管からVater乳頭部まで丁寧に観察することを忘れてはならない。普段からトレーニングして正常な総胆管（径7 mm程度以下）に見慣れることが大切であるが、胆管炎の場合には、総胆管がおおよそ10 mm以上に拡張し、胆管壁は肥厚し造影CTで濃染が目立つ。また造影早期相（動脈相）では拡張した肝内胆管の周囲を中心とした肝実質に、炎症を反映した動脈血流増加（早期相での濃染）が認められる。なお、胆嚢摘出後には生理的に総胆管や肝内胆管が拡張気味になっていることが多いため、総胆管の拡張のみで胆管炎と診断してはならないことも知っておきたい。

次に総胆管結石の同定である。総胆管結石の6割がビリルビン石で、残りがコレステロール石と考えられているが、総胆管結石のなかで、CTで均一に高濃度に描出されるのはわずか20％といわれている。30％は胆汁と等濃度でCTでは全く認識できないとされる。そして、この高濃度の結石でも造影CTでは周囲の組織が造影され高濃度を呈することで、もともと高濃度であった結石とのコントラストがなくなり、見えなくなってしまうことがあるため、必ず単純CTで探索することが重要である。単純CTよりも造影CTのほうが格段に情報が増えるという実感を持っている読者も多いかと思うが、ここが本疾患の診断におけるピットフォールとなりうるのだ。過去にもこのコーナーで単純CTの重要性を何度か強調してきたが、これからも注意深く読影してほしい。

なお本疾患の診断ではCTに限らず、エコーやMRIも有用である。研修病院の環境や自身の読影スキル、エコースキルにあわせて的確に使い分けることができれば診断能は一気に向上するだろう。これらについても普段から心がけてトレーニングし、見慣れておくことが望ましい。

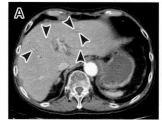
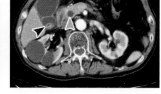

図1　腹部造影CT（動脈相）
A）肝内胆管が拡張し（▷）、肝実質は全体にまだらに早期濃染を認めている。C）総胆管は全体に拡張している（▷）。胆嚢頸部には結石と思われる高濃度域が確認される（▷）。

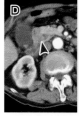
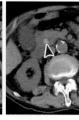
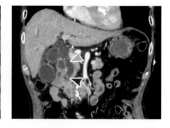

図1　腹部造影CT（動脈相）（右側に単純CTを掲載）
非提示であった単純CTでは下部総胆管内に明瞭な高濃度域が認められ（▷）、総胆管結石と考えられる。ただ、今回提示していた造影CTでは、周囲の膵などがほぼ等濃度に造影されてしまっており、濃度コントラストがつかず、同定しにくい。

図2　腹部造影CT（動脈相、冠状断）
総胆管は頭尾方向にのびる構造であるため、冠状断像では拡張した総胆管（▷）とその下部に嵌頓する総胆管結石（▷）との関係がよりわかりやすい。施設によるかと思うが、このような画像を作成するとよりイメージしやすいだろう。

本コーナーはオンラインでもご覧いただけます：www.yodosha.co.jp/rnote/gazou_qa/index.html

乾性咳嗽を主訴に受診した60歳代男性

（出題・解説）川述剛士，山口哲生

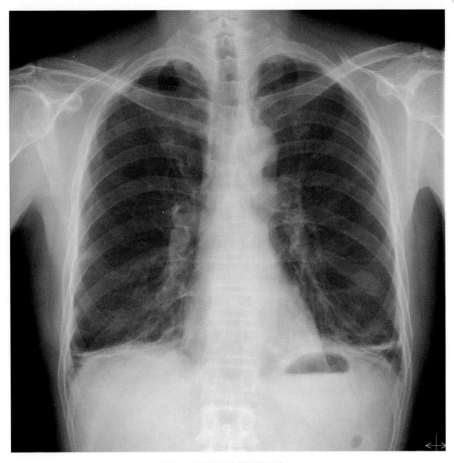

図1　来院時の胸部X線写真

病歴	症例：60歳代男性. 既往歴：特記事項なし．喫煙歴：20本／日，20〜27歳．吸入歴：なし．常用薬：なし. 現病歴：3〜4週前より乾性咳嗽が出現し，数日前から軽度の労作時呼吸困難も自覚するようになったため当院を受診した. 身体所見：意識清明，体温35.9℃，脈拍80回／分・整，血圧140/88 mmHg，呼吸数16回／分，SpO2 96％（室内気）．肺音：両側下肺の背側で捻髪音を聴取する．心雑音なし. 血液検査：WBC 5,200/μL（Neut 73.2％），Hb 15.2 g/dL，Plt 21.4万／μL．TP 7.3 g/dL，Alb 4.1 g/dL，BUN 12.0 mg/dL，Cr 0.99 mg/dL，AST 32 IU/L，ALT 24 IU/L，LDH 217 IU/L，CK 65 U/L，CRP 1.31 mg/dL，KL-6 435.5 U/mL．尿定性：尿蛋白（－），尿潜血（－）.

問題	**Q1**：胸部X線写真（図1）の所見と鑑別診断は？ **Q2**：本疾患の診断の手がかりとするため，追加で確認する身体所見は？

Takeshi Kawanobe[1]，Tetsuo Yamaguchi[2]（1 JR東京総合病院 呼吸器内科，2 新宿つるかめクリニック）

Answer

皮膚筋炎関連間質性肺炎（抗ARS抗体症候群）

解答

A1：両側下肺野に横隔膜に平行な複数の索状影が認められ（図1○），下肺野はやや収縮している．間質性肺炎を疑う像であるが，蜂巣肺を示唆するような輪状影は認められず，気管支血管束に沿った陰影の分布が想定され，特発性肺線維症（idiopathic pulmonary fibrosis：IPF）は考えにくい．多発性筋炎／皮膚筋炎（polymyositis：PM/dermatomyositis：DM）に関連した間質性肺炎を疑う画像である．

A2：皮膚筋炎でみられる皮膚所見を確認する．本症例は，mechanic's hand（機械工の手，図2）を認めており，抗ARS抗体陽性の間質性肺炎が疑われる．

解説　急性経過で発症した両側下肺野優位の間質性肺炎で，胸部X線写真からは気管支血管束に沿った陰影分布が想定される．本症例の胸部CT写真では非特異性間質性肺炎（nonspecific interstitial pneumonia：NSIP）パターンを示唆する気管支血管束に沿った浸潤影・すりガラス陰影（図3）を認め，外科的肺生検でcellular NSIPの病理診断が得られた．このような所見は筋炎関連間質性肺炎でよくみられる所見であり，皮膚所見と筋症状がないかを確認する．多発性筋炎／皮膚筋炎（PM/DM）ではヘリオトロープ疹やゴットロン徴候がよく知られているが，本症例ではそれらは認められず，mechanic's hand（機械工の手，図2）と呼ばれる手指側面の角化紅斑が認められた[1]．また筋症状やCK上昇は認めておらず，血清の抗アミノアシルtRNA合成酵素（ARS）抗体が陽性であることから，無筋症性皮膚筋炎（clinically amyopathic dermatomyositis：CADM）で抗ARS抗体陽性間質性肺炎（ARS-IP）と診断した．

ARS-IPは，ステロイド単剤では高頻度に再燃するため，初期から免疫抑制薬を併用して治療する．急性から亜急性発症のARS-IPは抗炎症薬による治療初期反応は良好であることが多いが，経過中に再燃することが少なくないことと，慢性経過で線維化が進行する例もあるため長期的なフォローアップが必要な疾患である[2]．

CADMに合併した間質性肺炎では，ARS-IPではなく抗MDA-5抗体陽性間質性肺炎の場合もあり注意が必要である．急性から亜急性の経過で発症した抗MDA-5陽性間質性肺炎は死亡率が高く，ステロイドと免疫抑制薬2剤の計3剤治療を早期から行う必要がある予後不良の一群である．逆ゴットロン徴候[1]と呼ばれる手指関節屈側の血豆様皮疹が特徴的であるが，まれに本症例でもみられたmechanic's handを呈する症例もある[3]ため注意が必要である．本症例では外科的肺生検まで行っているがARS-IPでは必ずしも必要な検査ではなく，抗MDA-5抗体陽性例へ施行すると急性の悪化を招くことがあるなど非常に危険であることは覚えておいてほしい．

文　献

1）「あたらしい皮膚科学 第2版」（清水 宏／著），中山書店，pp192-195，2011
2）「膠原病に伴う間質性肺疾患 診断・治療指針 2020」（日本呼吸器学会，日本リウマチ学会／編），メディカルレビュー社，pp66-89，2020
3）Muro Y, et al：Cutaneous Manifestations in Dermatomyositis：Key Clinical and Serological Features-a Comprehensive Review. Clin Rev Allergy Immunol, 51：293-302, 2016（PMID：26100618）

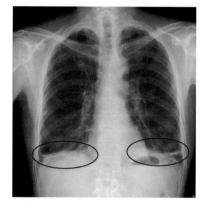

図1　来院時の胸部X線写真

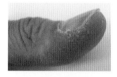

図2　mechanic's hand（機械工の手）

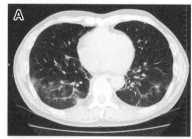

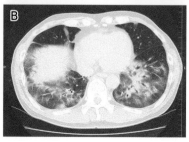

図3　来院時の胸部単純CT写真
AはBより頭側．

本コーナーはオンラインでもご覧いただけます：www.yodosha.co.jp/rnote/gazou_qa/index.html

レジデントノート増刊

1つのテーマをより広くより深く

□ 年6冊発行　□ B5判

レジデントノート Vol.23 No.5　増刊（2021年6月発行）

ステロイド
研修医はコレだけ覚える

原理やCommon Diseaseでの基本の使い方から
トラブルシューティングまで知りたいことを凝縮！

Now Printing

新刊

編／蓑田正祐

□ 定価 5,170円（本体 4,700円+税10%）　□ B5判　□ 175頁
□ ISBN 978-4-7581-1663-3

● 副作用の管理や投与の仕方など,研修医が特に迷う部分をしっかりフォロー

● よく出合うCommon Diseaseに絞って,疾患ごとの使い方を解説

● 「使うと思われがちだけど使わないとき」にどうするかもわかる!

本書の内容

第1章　ステロイドの原理原則
ステロイドの歴史・種類/ステロイドの薬物動態（代謝・相互作用・半減期など）/ステロイドの作用機序・量

第2章　ステロイドに関するトラブル対応
総論：よくある副作用・行うべきスクリーニング/感染症対策/骨粗しょう症・骨壊死/消化器症状/血糖・血圧・脂質管理/精神（不眠・うつ・躁）/救急外来受診時対応・入院・周術期管理（副腎不全）/妊娠と授乳/患者さんへの説明

第3章　研修医が知っておきたい疾患別ステロイドの使い方
関節炎（結晶誘発性・RA）/アナフィラキシー/薬疹/髄膜炎とステロイド/敗血症/気管支喘息（アスピリン喘息）/COPD増悪/ARDS（COVID-19含め）/アトピー性皮膚炎

研修医が困るところにフォーカスをあてコンパクトに解説!

発行　羊土社 YODOSHA　〒101-0052　東京都千代田区神田小川町2-5-1　TEL 03(5282)1211　FAX 03(5282)1212
E-mail：eigyo@yodosha.co.jp
URL：www.yodosha.co.jp/

ご注文は最寄りの書店、または小社営業部まで

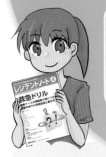
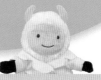
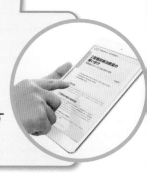

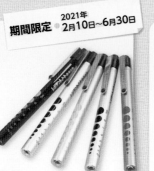
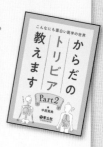
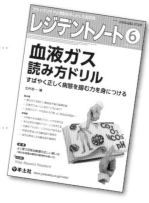
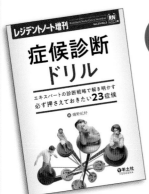

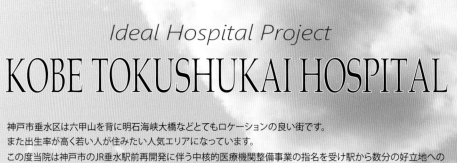
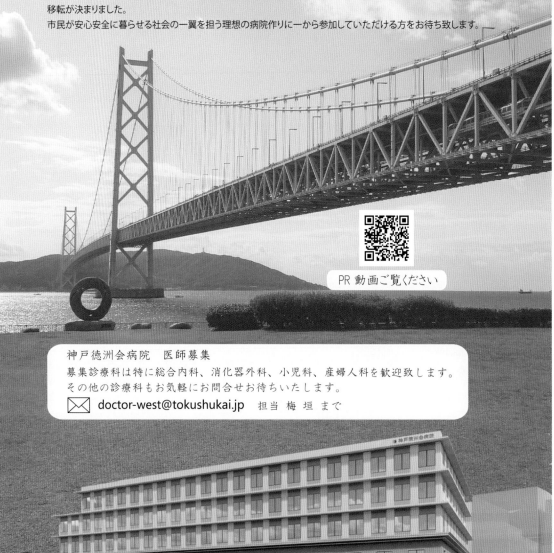

血液ガス読み方ドリル

すばやく正しく病態を掴む力を身につける

特集にあたって
～血液ガス分析を身につけ，病態生理を理解しよう

北村浩一

　今回の特集テーマは，「血液ガス分析の考え方を無理なく身につけること」です．

　ここ10年ほどで血液ガス分析に関する書籍は多数出版されてきました．私自身も複数の本を読みましたが，それぞれの本に特徴があり勉強になりました．レジデントノートでもこれまで2回特集が組まれています（興味ある方は2012年7月号，2018年7月号を参照）．それぞれの特集ごとに内容はバラエティに富んでいますが，本質は同じです．

　今回の特集では「血液ガスでできること」の全体像を最初に理解し，その後の症例問題を通して根底にある病態生理を考える力が自然と身につくように構成しました．血液ガス分析は非常に有用なツールであり，すべての医師に利用してほしい検査だと考えます．

● 本特集の狙い

　本特集で想定される読者は患者さんに接する機会のあるすべての臨床医です．各自の血液ガス分析の背景知識は問いません．本特集を読み切ることで，日常業務で当たり前に血液ガス分析を使いこなすことができるようになることを目標にしています．

　血液ガス分析を行う際，私は以下の順序で考えていきます．

① 血液ガスを行おうと臨床状況（病歴と身体診察）から決断する．
② 血液ガスを実際にとる．
③ 結果を得る．
④ 結果を step で解釈する．
⑤ 複数の酸塩基平衡異常があれば，おのおのを独立したものとして個別に解釈する．
⑥ 最終的に想定される原因を患者の臨床状況に照らし合わせて矛盾がないか確認する．
⑦ 矛盾がなければ原因にあわせた追加検査や治療を行う．
⑧ 血液ガスを再検して解釈が正しかったと確認する．

　経験する症例が増えると，①のときに血液ガス分析の結果を予測できるようになります．血液ガス分析を真に理解するには，無意識にくり返してできるようになるまで順序だててやり続けることが必要です．今回の特集ではこの順序で症例を考えます．まさしくドリル

（訓練，演習）にする価値の高いテーマだと思います．

　最初に基本編として，いくつかの原則を理解していただきます．最低限知っておくべき酸塩基平衡の知識（pp430〜444），どんなときに血液ガスをとるのか（検査の適応，pp445〜450），そして血液ガス分析のデータの型にはまった読み方（解釈，pp451〜460）についてです．酸塩基平衡の一般論は膨大なので，特に臨床で使用する知識のみを記載しました．また，一般的に検査を行う際に考えることは，まず，どのタイミングで行うのか？だと思います．この質問に対しての言語化を意識して回答しました．また静脈血液ガスに関しても記載しています．さらに血液ガスの解釈に関しては，代償の式の計算で何度も教科書を見直すことがないようにするために日常診療に役立つ知識を記載しました．

　次に実践編として4つの代表的な酸塩基平衡異常（代謝性アシドーシス，代謝性アルカローシス，呼吸性アシドーシス，呼吸性アルカローシス）に関して症例問題を用意しました（pp461〜510）．いずれの酸塩基平衡異常もあくまでも現象であり，その背景にある原因疾患を同定するまでが必要になるため，プロセスを記載しました．基本編の知識を用いながら回答していくことで周辺の知識も身につくことでしょう．血液ガスの解釈時のステップなど，項目によって多少異なるところもありますが，基本の考え方は同じです．

　本特集を読み切ることで，血液ガス分析を日常診療に活用し，「血液ガス分析のおかげであのときは助けられた」という思いをしていただけることが最大の喜びです．

　なお，本特集は日常診療で行う範囲内での血液ガス分析の内容に重きをおくPhysiological approach[1]に関して主に記載しており，他の解析法であるBase Excess法やスチュワート法に興味がある方は他書をご覧ください．

　今回の特集の機会をいただいた羊土社の皆様，特集に関して助言をいただいた鈴木利彦先生，COVID-19の対応に追われつつ臨床の最前線で戦っておられるなか，快く執筆いただいた先生方，また，いつも応援してくれている家族に感謝申し上げます．

■ 文　献

1）Berend K, et al：Physiological approach to assessment of acid-base disturbances. N Engl J Med, 371：1434-1445, 2014（PMID：25295502）

Profile

北村浩一（Koichi Kitamura）
東京ベイ・浦安市川医療センター 腎臓・内分泌・糖尿病内科

【基本編】

押さえておきたい 酸塩基平衡の基礎知識

北村浩一，鈴木利彦

はじめに

　　はじめて酸と塩基の概念に関して報告されたのは1980年頃といわれています．酸塩基平衡に関してはじめて報告されたのが1909年[1] であり，その後現在のPhysiologic approachが確立されました．1950年代後半にはBase Excess approachが確立し1978年にはPhysicochemical approach（別名スチュワート法）が確立されました[2]．現代において血液ガス分析を臨床現場で利用することはすべての医師にとって当たり前のこととなりました．古くからある検査ですが，この検査の影響力が色褪せることはありません．筆者もこれまで血液ガス分析を行ったことで，診断に確信をもったこと，患者さんの異変に早く気づけたことなど，枚挙に暇がありません．

　　これからも多くの患者さんの助けとなる検査の1つであることは間違いありません．ただ検査は常に適切に使われる必要があります．ここでは，血液ガス分析を行うために最低限知っておくと応用が効く知識を厳選しました．ストーリー性をもって本質的な理解をしましょう．

1 問題

問題：空欄①～⑩に当てはまる語句を答えよ
（②～⑤は記述. ①, ⑥～⑩は選択肢あり）

- 酸は【　①　】を与えるものである.
- 酸の種類は大きく分けて2種類あり【　②　】と【　③　】である.
- 緩衝系は大きく分けて2種類あり【　④　】と【　⑤　】である.
- 酸の排泄にかかわる主な臓器は【　⑥　】と【　⑦　】である.
- 腎臓からの酸排泄では主に【　⑧　】イオンの形で排泄される.
- 腎臓での重炭酸の再吸収は【　⑨　】で産生は【　⑩　】で行われる.

選択肢：

【①】 ⓐ 水素イオン　　　　　　ⓑ Naイオン
　　　 ⓒ Kイオン　　　　　　　ⓓ Clイオン

【⑥】 ⓐ 肺　　　　　　　　　ⓑ 腎臓　　　　　　　ⓒ 腸

【⑦】 ⓐ 肺　　　　　　　　　ⓑ 腎臓　　　　　　　ⓒ 腸

【⑧】 ⓐ リン酸　　　　　　　ⓑ 重炭酸
　　　 ⓒ 水素　　　　　　　　ⓓ アンモニウム

【⑨】 ⓐ 近位尿細管　　　　　ⓑ 遠位尿細管
　　　 ⓒ Henle上行脚　　　　ⓓ Henle下行脚

【⑩】 ⓐ 近位尿細管　　　　　ⓑ 遠位尿細管
　　　 ⓒ Henle上行脚　　　　ⓓ Henle下行脚

解答：p443へ

2 酸と塩基

　　生体内では常に酸がつくられており，体外に排泄されることで生体内の恒常性は保たれます[3]（図1）.

　　酸の産生は生体内での産生と体外からの経口摂取を合計したものであり，体内の酸は多くは緩衝系により緩衝され，その後，肺ないし腎臓から排出されます.

　　ところで，酸の定義は何でしょうか？ 酸とは，水素イオン（H^+）を与えることができる物質を指します. 一方で塩基とはH^+を受けとることのできる物質のことです（図2）.

　　活性がある酸はfreeのH^+（free H^+）のみになります.

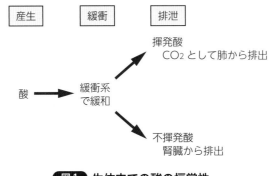

図1 生体内での酸の恒常性

酸の定義

$$HA \rightleftarrows H^+ + A^-$$

H^+ を与えるもの（HA）※

重炭酸緩衝系の動き

$$H^+ \text{の緩衝} \quad H^+ + HCO_3^- \rightleftarrows H_2CO_3^- \rightleftarrows H_2O + CO_2$$

H^+ を与えたら H^+ が HCO_3^- にバッファされる
共役塩基 A^- が残る

図2 酸の定義と緩衝系の関係（主に重炭酸緩衝系）
※アレニウス博士の定義（1903年ノーベル化学賞受賞）

free H^+ 濃度を示す指標として，pH（potential of hydrogen，通称ピーエイチ）が用いられ，下記の関係で示されます．

$$pH = -\log [H^+]$$

すなわち，生体内にfree H^+ が大量に存在するとpHが低下します（図3）．酸性環境下ではタンパク質の変性や失活を引き起こすため，タンパク質が活躍している生体にとってはpHの低下は有害になります．なお，pH < 7.35の状態をアシデミア，pH > 7.45の状態をアルカレミアといいます．

ではpHの変動を抑えながら酸を排泄するにはどうすればよいでしょうか？ 生体内では緩衝系があることで生体内のpHの変化を最小限に抑えることができます．例えば重炭酸緩衝系の場合，H^+ が直ちに HCO_3^- と結合することで，pHの低下を防ぎながら酸の排泄を行います．

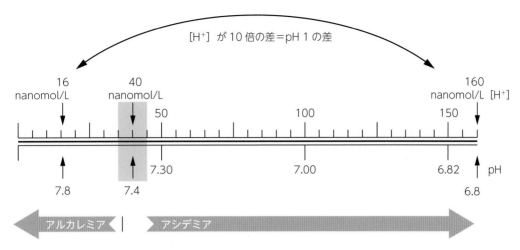

図3 pHとH⁺濃度，アルカレミア・アシデミアの関係

● まとめ

・酸はH⁺を与える物質であり，free H⁺が生体内に多数あるとpHの低下により，タンパク質の失活をきたします．
・生体内の酸塩基平衡は，酸の産生と分泌のバランスにより，他の電解質異常よりもさらに厳密に管理されています．

3 酸の産生：細胞内代謝と経口摂取

では，酸が産生され排泄されるまでを追っていきましょう．

酸は ① **生体内での産生（細胞内代謝）** と ② **体外からの経口摂取** の2つの経路から生じます（図4）．

炭水化物，脂肪からは最終的に酸として炭酸ガスが産生されます（図5）．これはすみやかに換気により肺から排出され，生体に留まることはありません．このように最終的にCO_2に置き換えられる酸を**揮発性酸**と呼びます．

タンパク質は，構成する約半数のアミノ酸は中性であり体内に酸の蓄積は起こりませんが，残りのアミノ酸では最終的な代謝物として，free H⁺を産生します．このように腎臓からの排泄が必要な酸を**不揮発性酸**と呼びます．ただし病態によっては，炭水化物や脂肪からも不揮発性酸は生じます（例：組織低還流→乳酸産生，インスリン欠乏→ケト酸産生）．

揮発性酸と不揮発性酸のまとめを表1に示します．

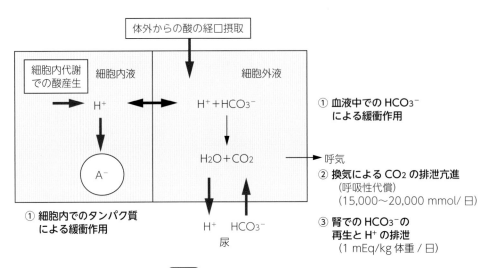

図4 体内での酸の産生と排泄

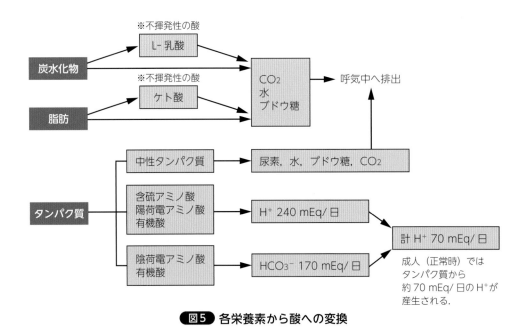

図5 各栄養素から酸への変換

表1 揮発性酸 vs 不揮発性酸

	揮発性酸	不揮発性酸
酸	CO_2	HA
排泄	肺から呼吸で排泄	腎から尿中に排泄
反応	$CO_2 + H_2O \rightarrow H_2CO_3 \rightarrow H^+ + HCO_3^-$	$HA \rightleftarrows H^+ + A^-$

文献4より引用.
※図2も参照してください.

● まとめ

- ・酸の種類は揮発性酸と不揮発性酸に分けられます.
- ・揮発性酸は二酸化炭素として呼気中に排泄される酸であり，炭水化物や脂質の代謝により産生されます.
- ・不揮発性酸は腎臓により排泄される酸であり，主に一部のタンパク質の代謝により産生されます.

4 緩衝系：生命を維持するための重要な装置

　生体の酸はすぐに排出されることが理想的ですが腎臓での酸排泄は時間〜日で進行するため直ちに排出できません. 産生された 70 mEq/ 日の不揮発性酸がすべて free H^+ のまま体内に存在した場合は，pH ＜ 1 となるため，生命の維持ができません.

　そこで産生されてから排出までに酸が free H^+ の状態で生体内を移動しないようにする必要があり，緩衝系の出番になります.

　緩衝系は重炭酸緩衝系 vs 非重炭酸緩衝系に分けられます（表2）. 複数の緩衝系により酸の産生による pH の変化は最大限に抑えられます. 緩衝されなかった酸が pH や HCO_3^- として測定されます.

表2 緩衝系の内訳（重炭酸緩衝系 vs 非重炭酸緩衝系）

	重炭酸緩衝系	非重炭酸緩衝系
緩衝塩基	HCO_3^-	さまざま（リン酸緩衝系やヘモグロビン緩衝系など）
緩衝される酸	細胞外液全体	血漿中のみ
	不揮発性酸のみ	不揮発性酸＋揮発性酸

● まとめ

- ・緩衝系により pH の急激な変化を抑えています.
- ・緩衝系は主に重炭酸緩衝系と非重炭酸緩衝系に分けられます.

5 酸の排泄

酸の排泄は肺と腎臓から行われます.

1) 腎臓からの酸排泄

腎臓で適切に酸を排泄するためには，① 緩衝系では未使用のHCO_3^-の生体内への再吸収，② HCO_3^-の産生（＝free H^+の排泄）の2つが正常に働く必要があります．①は尿細管の部位でいうところの近位尿細管で主にHCO_3^-の80〜90％が再吸収され，再利用されます（残りはHenleループ上行脚と集合管で再吸収）（図6）．②は遠位尿細管で行われます.

②に関しては，H^+を排泄すると同時に，遠位尿細管にあるA型介在細胞でH^+と同量のHCO_3^-を産生しています.

HCO_3^-の恒常性は，

緩衝系での消費 ＋ 腎臓での産生 ＋ 腎臓での再吸収 ＝ 一定

という状況でのみ保たれます.

さらに②について細かくみてみましょう（図7）.

尿の酸排泄に主にかかわるのはアンモニウムイオン（NH_4^+）です（なお，HCO_3^-は血中で重炭酸緩衝系として働きますが，尿中では機能しないので尿中酸排泄には関与しません）.

free H^+の代わりにNH_4^+を尿細管腔に分泌するとともに，HCO_3^-を細胞内で産生します.

NH_4^+の排泄のためには，近位尿細管と皮質集合管の2つが関わります．近位尿細管ではグルタミンからNH_4^+とHCO_3^-が生成されます.

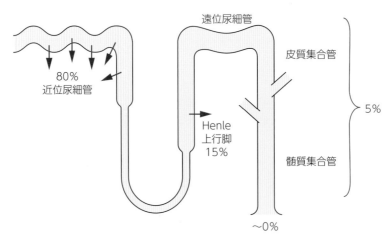

図6 HCO_3^-の腎臓での再吸収

$$グルタミン \rightarrow 2HCO_3^- + 2NH_4^+ + ATP$$

　NH_4^+はHenleループで再吸収されて，集合管の髄質部分にアンモニアが蓄積した状態となります．集合管の尿pHが低いことで，アンモニアが管腔内に分泌されて，アンモニアと結合した酸が，NH_4^+に変換されて排泄されることで尿pHの急激な低下を防ぎます．

　滴定酸（主にリン酸）の排泄と異なり，酸負荷の増加に伴いアンモニアの産生が増加して尿中pHの低下を防ぐことが可能である点が重要です[5]（図8）.

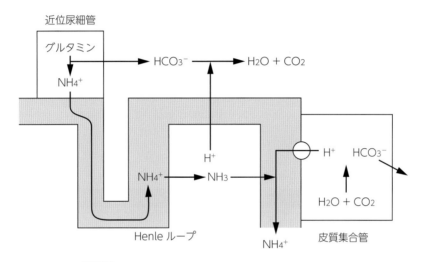

図7 腎臓でのNH_4^+の産生と重炭酸Naの再吸収

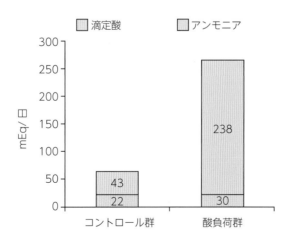

図8 正常下と酸負荷の状態での滴定酸とアンモニアの酸排泄
文献5より引用.

ではどのような条件で酸排泄は調節されるでしょうか？

主に3点（血液pH，細胞外液量・血漿量，K値）が重要です（**表3**）.

2）肺からの酸排泄

肺での酸排泄はすみやかに行われます.

血中に生じたCO_2は ① HCO_3^-，② カルバミノ化合物，③ 直接溶解したCO_2の3つで存在します（**図9**）. 多くのCO_2はすみやかに赤血球に吸収され，炭酸脱水素酵素を用いて ① HCO_3^-の形で全体の約80％が運搬されます（**図9**）.

最終的に肺での換気によりCO_2は体外に排泄されます. 換気回数を増やすことで拡散の原理に従い血中CO_2を低下させることになります. なお，神経系では以下のように調節されます.

> 中枢神経：延髄の呼吸中枢：CO_2濃度に反応して換気量を調整
> 末梢神経：大動脈と頸静脈小体に存在する化学受容器：O_2濃度に反応して換気量を調節

これで酸の産生から排泄までの一連の流れを紹介しました.

表3 酸排泄に影響を与える因子

要因	酸排泄↑	酸排泄↓	酸排泄亢進のメカニズム
血液pH	低値	高値	・近位尿細管でのHCO_3^-の再吸収を亢進 ・皮質集合管での酸排泄亢進
細胞外液量 血漿量	低下	増加	レニン-アンジオテンシン-アルドステロン系（RAAS）の亢進で ・近位尿細管でHCO_3^-再吸収 ・Naの集合管主細胞がミネラルコルチコイド作用でH^+分泌
K値	低カリウム血症	高カリウム血症	細胞内でHとKの交換が起こるため細胞内H^+高値となり，近位尿細管でのHCO_3^-の再吸収，アンモニア産生が亢進

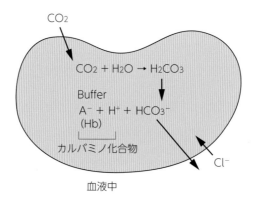

図9 赤血球とCO_2の運搬

正常な酸の産生から，緩衝，そして酸排泄の過程を知ることで，疾患の成り立ちや治療を行う際の理解の助けになると思います．

● まとめ

・酸の排泄は腎臓と肺で行われます．
・腎臓での酸排泄にはHCO_3^-の再吸収とNH_4^+による酸排泄が重要です．
・呼吸での酸排泄は換気によりすみやか（分単位）に行われる一方で，腎排泄は緩やか（時間から日単位）に行われます．

6 酸塩基平衡の知識を臨床に生かすには？

これまでの酸の産生から排泄までの知識を，臨床で使うために以下にまとめました[6]．

1) 正常値を理解する

動脈血の場合，正常値はpH 7.40（7.36〜7.44），HCO_3^- 24（22〜26）mEq/L，$PaCO_2$ 40（36〜44）Torr，PaO_2 95（75〜100）Torr．

動脈血と静脈血で参考にできる値が異なる点には注意が必要です（表4）．

2) アシデミア，アルカレミアとアシドーシス，アルカローシスの違いを理解する

pHの正常値は7.40です．それより上昇していればアルカレミア，低下していればアシデミアとなります．すなわち全体的な結果であり，酸塩基平衡の綱引きの勝敗に例えることができます．

一方で酸性側に傾ける状態を代謝性/呼吸性アシドーシス，アルカリ血症側に傾ける状態を代謝性/呼吸性アルカローシスとなります．綱引きを行っているメンバーと例えることができます．

3) 腎臓と肺（呼吸）の関係はHenderson–Hasselbalchの式で示される

臨床で問題となるpHは緩衝系のなかで最も量が多く中心となっている重炭酸系を用いて表現されます．pH維持のために呼吸（肺）と代謝（腎）がチームプレイをしています（図10）．

表4 動脈血液ガス−静脈血液ガスでの差

項目	動脈血−静脈血
pH	＋0.036
$PaCO_2$	− 6.0 Torr
HCO_3^-	− 1.5 mEq/L

Henderson–Hasselbalch の式により4つの代表的な酸塩基平衡障害を示すことができます（表5, 6）.

またおのおのの臓器がお互いにチームプレイすることを代償といいます. 代償作用には ① 限界がある, ② 完全に正常のpHに戻すことはできない, ③ 腎臓と肺の代償に時間差がある, の3点に注意が必要です. 腎性代償には3〜5日かかるのに対し呼吸性代償には12〜24時間しか必要としません.

```
Henderson-Hasselbalch 式

・pH 維持のために肺と腎臓はチームプレイをしている
・チームプレイのルール
```

$$pH = 6.1 + \log \frac{HCO_3^-}{(0.03 \times PaCO_2)}$$

・HCO_3^- が減ったら→CO_2 は減る　[減る]

・CO_2 が増えたら→HCO_3^- は増える　[増える]

図10 Henderson–Hasselbalch の式

表5 代表的な4つの酸塩基平衡障害

	pH変化の原因		分類
pH ↓	[HCO_3^-]	↓	代謝性アシドーシス
	$PaCO_2$	↑	呼吸性アシドーシス
pH ↑	[HCO_3^-]	↑	代謝性アルカローシス
	$PaCO_2$	↓	呼吸性アルカローシス

表6 分類別の病態と病名の例

pHの変化の要因	分類	病態と病名の例
酸の負荷	CO_2 負荷 ＝呼吸性アシドーシス	
	不揮発性酸の負荷 ＝代謝性アシドーシス	・外因性の酸の負荷（サリチル酸中毒, エチレングリコール中毒など） ・内因性の酸の増加（ケト酸や乳酸の増加） ・腎からの酸排泄低下（腎不全や1型RTA） ・アルカリの喪失 　消化管より（下痢） 　尿中への喪失（2型RTA）
アルカリの負荷	CO_2 の除去 ＝呼吸性アルカローシス	
	不揮発性アルカリの負荷 ＝代謝性アルカローシス	・外因性のアルカリ投与（重炭酸Na） ・酸排泄亢進 ・消化管からの排泄（嘔吐） ・尿中H^+排泄と新たなHCO_3^-産生の亢進（Cl欠乏性アルカローシス, ミネラルコルチコイド過剰）

4）アニオンギャップの本質を理解する

　free H^+ が重炭酸緩衝系により HCO_3^- と結合したら，A^-（アニオン）が血中に残ります．アニオンの代表は Cl^- と HCO_3^- です．その他のアニオンとしては，乳酸イオン，β 水酸化酪酸イオン，シュウ酸イオンなどがあり，検査では測定できません．これらの測定できないアニオンをまとめて計算したものがアニオンギャップです（図11）.

　血中の陽イオンの総和と陰イオンの総和は同じという前提があることはアニオンギャップを理解するうえで重要です（図12）.

> UC（測定されない陽イオン）：K, Mg, Ca, タンパク質
> UA（測定されない陰イオン）：アルブミン
> $AG = Na - Cl - HCO_3^- = UA - UC$

　アシドーシス下でAGが上昇しているということは，何らかの理由で酸（特に不揮発性酸）が増加したことになります．AGが正常ということは HCO_3^- を失ったということになります．また，AGが上昇している場合のみ $\Delta AG / \Delta HCO_3$ ないし補正 HCO_3^- を用いてさらに酸塩基平衡異常が合併していないか評価します（詳細は「**血液ガスデータの読み方の型，よくある読み間違い**」pp451〜460を参照）.

　AGが上昇している場合は本来，HCO_3^- の減少分＝AGの増加分と同じであるはずですが，この $\Delta HCO_3^- / \Delta AG$ が1を大きく逸脱している場合は他の混合性酸塩基平衡異常を合併していると考えます（詳細は「**血液ガスデータの読み方の型，よくある読み間違い**」pp451〜460参照）.

> **コラム：AG低値とは？**
> 　AGを用いることで，代謝性アシドーシスがAG上昇型か否かを分けることが可能になります．ただし極端な低値にも注意が必要です．AG低値の場合は，その他の陰イオンが少ない（低アルブミン血症）か，その他の陽イオンが多い（高カリウム血症，高マグネシウム血症，高カルシウム血症やMタンパク血漿）ことを示唆する場合があります[7].

5）尿細管での酸排泄を大まかに理解する（図13）

　HCO_3^- が失われる（AG正常型代謝性アシドーシス）の場合は，腎臓の酸排泄が適切に行われているか否かを区別するために，尿中 NH_4^+ の代わりに尿中AG（詳細は「**素早い読み方**」を参照）を用います[8].

　また，尿中AGは尿細管性アシドーシス（renal tubular acidosis：RTA）を理解する助けになります.

> 1型RTA：遠位尿細管の障害
> 2型RTA：近位尿細管の障害

　疾患の特徴として，2型の方が HCO_3^- の再吸収ができなくなるため，緩衝系の破綻をきたし，かつ1：1でfree H^+ が体内に残るので重症アシドーシスになることが多いです.

$$AG = [Na^+] - [Cl^-] - [HCO_3^-] = UA - UC$$

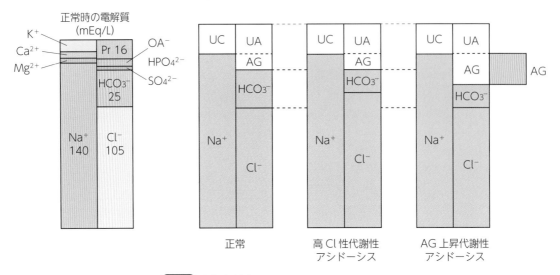

図11 AGとは？

UA：その他の陰イオン，UC：その他の陽イオン．

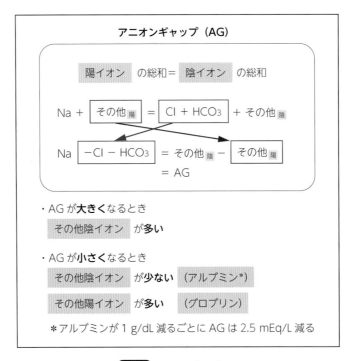

図12 AGの成り立ち

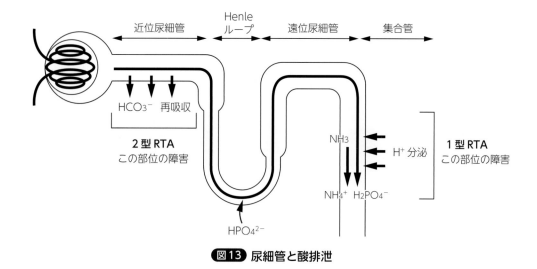

図13 尿細管と酸排泄

● まとめ

・ホメオスタシスの維持（pHの維持）のために肺と腎臓がHenderson-Hasselbalchの式の関係により互いに助け合いながら酸は排泄されます.

・CO_2が溜まれば呼吸性アシドーシス，HCO_3^-が失われるあるいは別の酸がたまることで代謝性アシドーシスが発生します.

・代謝性アシドーシスではAGを用いることで，HCO_3^-が失われた（AG正常型代謝性アシドーシス）か別の酸がたまったか（AG上昇型代謝性アシドーシス）を区別することができます.

7 解答

・【①】の解答：ⓐ 水素イオン
・【②】の解答：揮発性酸
・【③】の解答：不揮発性酸
・【④】の解答：重炭酸緩衝系
・【⑤】の解答：非重炭酸緩衝系
・【⑥】の解答：ⓐ 肺
・【⑦】の解答：ⓑ 腎臓
・【⑧】の解答：ⓓ アンモニウム
・【⑨】の解答：ⓐ 近位尿細管
・【⑩】の解答：ⓑ 遠位尿細管

引用文献

1 ）Aiken CG：History of medical understanding and misunderstanding of Acid base balance. J Clin Diagn Res, 7：2038-2041, 2013（PMID：24179938）

2 ）Stewart PA：Independent and dependent variables of acid-base control. Respir Physiol, 33：9-26, 1978（PMID：27857）

3 ）Hamm LL, et al：Acid-Base Homeostasis. Clin J Am Soc Nephrol, 10：2232-2242, 2015（PMID：26597304）Multiple items are found.

4 ）丹生勝久：血液ガスが読めるようになるために．レジデントノート，20：894-901，2018

5 ）Lemann J Jr, et al：Bone buffering of acid and base in humans. Am J Physiol Renal Physiol, 285：F811-F832, 2003（PMID：14532161）

6 ）Berend K, et al：Physiological approach to assessment of acid-base disturbances. N Engl J Med, 371：1434-1445, 2014（PMID：25295502）

7 ）Kraut JA & Madias NE：Serum anion gap: its uses and limitations in clinical medicine. Clin J Am Soc Nephrol, 2：162-174, 2007（PMID：17699401）

8 ）Batlle DC, et al：The use of the urinary anion gap in the diagnosis of hyperchloremic metabolic acidosis. N Engl J Med, 318：594-599, 1988（PMID：3344005）

参考文献

1 ）Rose BD, Post TW：Introduction to simple and mixed acid base disorders.「Clinical physiology of acid-base and electrolyte disorders 5th edition」（Rose BD & Post TW, eds), pp535-550, McGraw-Hill, 2001

2 ）Hamm LL, et al：Acid-Base Homeostasis. Clin J Am Soc Nephrol, 10：2232-2242, 2015（PMID：26597304）

さらに理解を深めたい人には

1 ）Seifter JL：Integration of acid-base and electrolyte disorders. N Engl J Med, 371：1821-1831, 2014（PMID：25372090）
　　↑スチュワート法がわかる.

2 ）Berend K：Diagnostic Use of Base Excess in Acid-Base Disorders. N Engl J Med, 378：1419-1428, 2018（PMID：29641969）
　　↑Base Excess法がわかる.

Profile

北村浩一（Koichi Kitamura）
東京ベイ・浦安市川医療センター 腎臓・内分泌・糖尿病内科

鈴木利彦（Toshihiko Suzuki）
東京ベイ・浦安市川医療センター 腎臓・内分泌・糖尿病内科

【基本編】
血液ガスはいつとるの？どうとるの？

磯矢嵩亮，舩越　拓

■ はじめに

　　救急外来における診療や病棟で患者が急変したときには時間的な余裕がありません．そのため"迅速な決断"，"診断検査と治療介入の同時進行"，"検査結果や治療介入への反応に応じた方針の修正"が求められます[1]．迅速に結果が得られる検査に超音波や血液ガスがありそれらを使いこなすスキルが重要となります[2]．本稿では血液ガスをどのようなときに，どのようにして検体を採取するか概説していきます．

1 ▌問題

問題：空欄①～⑤に当てはまる語句をそれぞれ選択肢から1つ選べ

血液ガス分析を行う目的は診断的な側面と観察的な側面の2つに分けられる．診断的な側面としては呼吸不全の評価，【　①　】の評価，異常ヘモグロビンの検索などがあげられる．一方で観察的な側面としては，治療介入への反応性の評価や病態の重症度・進行度を評価する場合があげられる[3]．また検体が動脈血であるべき病態は【　②　】であり，それ以外は静脈血でも構わない．

血液ガスで測定できるものには酸素分圧（PO_2）や二酸化炭素分圧（PCO_2），pH，重炭酸イオン（HCO_3^-）以外にも機械の設定によっては血糖値や電解質，Hb，乳酸値，クレアチニンなどがあるが，注意すべき点として，電解質の値は生化学検査と比較すると【　③　】ことがあげられる．

選択肢：
【①】ⓐ ショック　　ⓑ 酸塩基平衡異常　　ⓒ 意識障害　　ⓓ ⓐ～ⓒのすべて
【②】ⓐ 呼吸不全　　ⓑ 酸塩基平衡異常　　ⓒ 意識障害　　ⓓ ショック
【③】ⓐ 変わらない　ⓑ 大きい　　　　　　ⓒ 小さい

血液ガスを採取する際に最も大事なことは【 ④ 】ことである．動脈穿刺を行うときに優先される部位は【 ⑤ 】であるが，基本的には体表から拍動が触れる部位から採取できる．

選択肢：
【④】 ⓐ すばやく採る　　ⓑ 安全に採る　　ⓒ 他の検体も採る
【⑤】 ⓐ 大腿動脈　　ⓑ 橈骨動脈　　ⓒ 尺骨動脈　　ⓓ 上腕動脈

2 解答と解説

1) 血液ガスをとるタイミング

【①】の解答：ⓓ ⓐ～ⓒのすべて

　急変した患者の状態を迅速に評価し，介入することが重要なのは言うまでもありません．その際にまず行うべきことは，ABCD（A：気道，B：呼吸，C：循環，D：意識）の評価とバイタルサインの測定であり，どれかに異常があればそれを安定化させることです．例えばSpO₂低下や頻呼吸，呼吸様式の異常などがあれば酸素投与などの介入を行いつつ，肺エコー検査での評価や血液ガスでPO₂やPCO₂を確認し，さらなる精査を進めていくという流れになります．ABCDやバイタルサインの異常をきたす血液ガスの適応となる代表的な病態を**表**に示しました．

　一方で血液ガスのもう1つの重要な役割は治療などへの反応性を確認する観察的側面です．これは人工呼吸器の設定を変更した場合や，糖尿病性ケトアシドーシスに対して持続インスリン投与を開始した場合，電解質異常の補正後や敗血症の治療後に，酸塩基平衡や血糖値，電解質，乳酸の経時的変化を確認する場合，一酸化炭素中毒で酸素療法開始後からのCO-Hbをフォローする場合などがあげられます．

2) どの場合に動脈血？静脈血？

【②】の解答：ⓐ 呼吸不全

表 血液ガスを採取する代表的な病態

ABCDの異常	バイタルサインの異常	考えられる病態
A，B	頻呼吸，頻脈，SpO₂低下	呼吸不全
B，D	頻呼吸，頻脈，GCS低下	酸塩基平衡異常
A，D	GCS低下	意識障害
C，D	低血圧，頻脈，GCS低下	ショック

文献3を参考にして作成．
基本的にはバイタルサインの異常があれば血液ガス採取の積極的な適応となります．

　動脈血液ガス分析では動脈穿刺が必要ですが，動脈穿刺は疼痛がみられやすいこと，穿刺時の出血や血栓症のリスクがあることが問題となります[4]．また，動脈はどうしても深部にあるため穿刺が難しかったり，神経と伴走したりすることが多いため神経損傷のリスクにもなったりします．そのため，ルート確保などで採取できる静脈血での血液ガス分析で十分な場合はそちらを優先します．

　静脈血を検体とした場合に動脈血の場合と比較的近いのが pH（－0.033：95％信頼区間－0.039～－0.027）と HCO_3^-（1.03 mEq：95％信頼区間0.56～1.50）です[4]．ほとんどの病態で近似して使用できますが，pHはショックや呼吸性アシドーシス，代謝性アシドーシスで，HCO_3^- は慢性II型呼吸不全では誤差が大きくなる傾向があるので注意が必要です．

　他方で PCO_2 は4.41 Torr（95％信頼区間2.55～6.27）の違いが，乳酸値は0.25 mmol/dL（95％信頼区間0.15～0.35）の違いがあるといわれています．これをみるとそれほどの差はないようにも思いますが，双方とも信頼区間が広く，静脈血の値をそのまま動脈血の値として解釈することには注意が必要です．以上から PCO_2 も乳酸値も絶対値での評価には不向きですが，複数の研究で $PvCO_2$（静脈血）≦ 45 Torr ならば $PaCO_2$（動脈血）＜ 50 Torr である感度が100％とされ，乳酸値に関しても静脈血が正常ならば動脈血の乳酸値の上昇はほとんどない（陰性尤度比0.1）と記されており[5]，両者とも静脈血で正常ならば動脈血でも正常と考えることができそうです[4]．

　そう考えると動脈血でなければならないのは呼吸不全時の低酸素血症の評価となりますが酸素化は SpO_2 で代用できるときも多くあります．そのため動脈血でなければならない局面はそれほど多くないことがわかります[4]．

3) 血液ガスのメリット・デメリット

【③】の解答：ⓒ 小さい

　血液ガスのメリットは結果が"早く"わかり多くの"情報量"が含まれていることにあります．生化学検査では一般的に数十分ほど要しますが，血液ガスでは1分程度です．血液ガスは呼吸状態や酸塩基平衡に関する情報以外にも電解質やHbなどを測定できますが，あくまで補助的ですので生化学検査と多少の誤差があります．具体的にはNaが3 mEq/L程度，Kが0.43 mEq/L程度，Hbは4％程度低くなる傾向があります[6]．

　一方でデメリットは"コスト"です．電解質とHbの測定には血液ガスもしくは生化学検査・血液検査を提出する必要があります．令和2年度医科診療報酬点数表では電解質測定が11点，末梢血液一般検査が21点，血液ガスは139点であり，血液ガスは生化学検査・血液検査のおよそ4倍程度のコストがかかります．

　そのため血液ガスが必須かを考えることは必要でしょうし，検査をするからには得られた情報をアセスメントに活用しなければなりません．

4） 血液ガスの採取方法

　検体を採取することで一番大事なものは，患者さんはもちろん，検者が自分の身を不必要に感染などの危険に曝露させないことです．手技前は手指消毒を行い，手袋を**必ず**装着したうえで手技を行うようにしましょう．具体的な動脈血採取は，以下の手順で行います[7]．

---

1. 患者さんに挨拶と自己紹介をする．
2. 採取する部位を決め，患者さんに各部位が採取しやすい位置となるような姿勢をとってもらう．
3. 手指消毒を行う．
4. 採取部位を消毒する．アルコール綿は採取後の止血に使えるように手元に置いておく．
5. 利き手でない方の示指と中指で動脈の拍動を触れながら，穿刺を行う．
6. 採血が終了したら，アルコール綿で穿刺部位を2〜3分ほど圧迫する（高血圧や血液疾患，抗凝固薬内服中の方は5分以上の圧迫が必要）．
7. 検体をすぐに提出する．
8. 手袋を外して，手洗いをする．

5） 動脈穿刺の穿刺部位

　動脈穿刺して血液ガスの検体をとる場合，体表から拍動を触れる場所なら採取できますが，血行動態が安定している際の第一選択は橈骨動脈です[8, 9]．その理由としては解剖学的に位置の同定がしやすいことと尺骨動脈からの流入もあり末梢が阻血になりにくいことがあげられます．その他の代表的な採取部位には大腿動脈，上腕動脈があげられます．

　どの部位においても禁忌となるのが，穿刺部位の感染，解剖学的な異常（奇形や熱傷，動静脈瘻など），穿刺予定の動脈以遠の末梢動脈疾患の存在です．相対的な禁忌は血小板数が3万/μL以下の場合や抗凝固薬による過剰凝固，血栓溶解療法中の場合です[10]．

　それぞれの部位での採血の際の注意点やポイントは以下の通りです[8]．

❶ 橈骨動脈
禁忌：修正アレンテスト陽性など

ポイント：仰臥位で手関節を適度に背屈させると触知しやすくなります．茎状突起と橈側手根屈筋腱の間で触知できるので，そこを30〜45°の角度で穿刺します（図1）．

❷ 大腿動脈
禁忌：末梢動脈疾患の存在など

ポイント：仰臥位で下肢を軽く外旋し，鼠径靱帯の中点から3〜4 cmほど遠位で直角に穿刺します（図2）．シリンジを頭側に寝かせて穿刺すると鼠径靱帯を越えて穿刺してしま

い，圧迫止血ができなくなる可能性があるので注意が必要です．

❸ 上腕動脈

禁忌：人工血管留置など

ポイント：手のひらを上に向けた状態で肘関節は伸展させ，軽く外旋させます．肘前窩の上腕二頭筋腱の内側で拍動を触れます．肘の屈曲線のわずか上から45〜60°の角度で拍動が触れる方向に向けて穿刺します（**図3**）．ただ，神経が近くを伴走しているため注意が必要です．

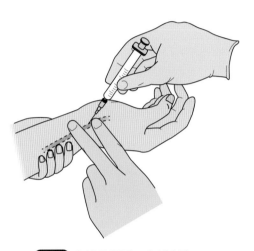

図1 右橈骨動脈の穿刺方法
文献7より引用．
穿刺部位を30〜45°に穿刺します．

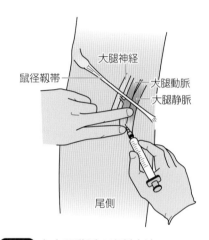

大腿神経
鼠径靱帯
大腿動脈
大腿静脈
尾側

図2 右大腿動脈の穿刺方法
文献7より引用．
解剖学的な血管の同定を間違えないように，血管・神経の位置は外側からVAN（vein, artery, nerve）と覚えるとよいです．鼠径靱帯の中点から3〜4 cm遠位で拍動を触れる部分を直角に穿刺します．

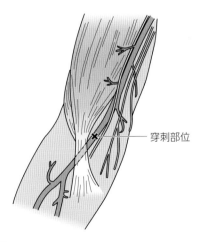

穿刺部位

図3 右上腕動脈の穿刺部位
文献7より引用．
穿刺部位を45〜60°の角度で穿刺していきます．神経が穿刺部位の近くを伴走しているため注意します．

まとめ

　ABCDやバイタルサインの異常があるときに血液ガスの検体を採取する際は，採取部位での合併症に注意して，得られた血液ガスは病態を把握するためにアセスメントに十分活用するようにしましょう．

文　献

1 ）舩越　拓, 他 / 編：特集 内科エマージェンシー．Hospitalist, 7：645-646, 2020
2 ）「動きながら考える！内科救急診療のロジック」（松原知康，吉野俊平 / 著），南山堂，2016
3 ）Davis MD, et al：AARC clinical practice guideline：blood gas analysis and hemoximetry：2013. Respir Care, 58：1694-1703, 2013（PMID：23901131）
4 ）Bloom BM, et al：The role of venous blood gas in the emergency department：a systematic review and meta-analysis. Eur J Emerg Med, 21：81-88, 2014（PMID：23903783）
5 ）Gallagher EJ, et al：Agreement between peripheral venous and arterial lactate levels. Ann Emerg Med, 29：479-483, 1997（PMID：9095008）
6 ）Zhang JB, et al：Analysis of bias in measurements of potassium, sodium and hemoglobin by an emergency department-based blood gas analyzer relative to hospital laboratory autoanalyzer results. PLoS One, 10：e0122383, 2015（PMID：25849375）
7 ）World Health Organization：WHO Guidelines on Drawing Blood：Best Practices in Phlebotomy. 2010（PMID：23741774）
　　https://www.euro.who.int/__data/assets/pdf_file/0005/268790/WHO-guidelines-on-drawing-blood-best-practices-in-phlebotomy-Eng.pdf?ua-1
8 ）「Pfenninger & Fowler's Procedures for Primary Care, 4th Ed.」（Fowler GC, et al, eds），Elsevier, 2020
9 ）Dev SP, et al：Videos in clinical medicine. Arterial puncture for blood gas analysis. N Engl J Med, 364：e7, 2011（PMID：21288091）
　　↑橈骨動脈穿刺について準備や穿刺方法などビデオで教えてくれます．
10）Theodore AC：Arterial blood gases. UpToDate, 2021（2021年2月20日最終閲覧）

Profile

磯矢嵩亮（Takaaki Isoya）
東京ベイ・浦安市川医療センター 救急集中治療科
救急に強い総合診療医となるため，まずは救急医としての研鑽を積む日々です．

舩越　拓（Hiraku Funakoshi）
東京ベイ・浦安市川医療センター 救急集中治療科 /IVR科
救急医療は医療の最前線で患者の不安や困ったことに寄り添えるやりがいあるフィールドだと思います．いつでも見学お待ちしております．

【基本編】
血液ガスデータの読み方の型，よくある読み間違い

金子美和，宮内隆政

はじめに

　血液ガスデータを見たときにどのように思考が働くでしょうか？ 数字をみて，思考が止まってしまう人もいれば，スラスラと読める人もいるでしょう．血液ガスデータの理解は臨床的にも非常に重要であり，その数値のなかにいろいろな情報が含まれており，医師にとっても患者さんにとっても非常に重要です．本稿では血液ガスデータを読む際に必要な基礎的な知識とよくある読み間違いについて解説し，どのような症例でも同じように読めるようにステップごとの読み方を解説していきたいと思います．

1　問題

問題：空欄①〜④に当てはまる語句をそれぞれ選択肢から1つ選べ
血液ガスがとれない場面でも，採血検査から【　①　】の結果を見て酸塩基平衡異常を予測する．
　　ⓐ Na（ナトリウム）とK（カリウム）
　　ⓑ K（カリウム）とCl（クロール）
　　ⓒ Na（ナトリウム）とCl（クロール）
　　ⓓ Cl（クロール）とCa（カルシウム）

患者さんの病歴，内服薬や現在の状態を考慮して酸塩基平衡異常を考え，はじめに患者さんの酸塩基の状態が【　②　】かを判断する．
　　ⓐ アシデミアかアルカローシス
　　ⓑ アシデミアかアシドーシス
　　ⓒ アシデミアかアルカレミア
　　ⓓ アシドーシスかアルカローシス

患者さんの酸塩基平衡異常が判明した場合に，その異常を起こしている一次性の原因が【　③　】かを判断する．

 ⓐ 薬剤性か原発性
 ⓑ 代謝性か呼吸性
 ⓒ 呼吸性か薬剤性
 ⓓ 代謝性か原因不明

代償変化なども確認して，その他の酸塩基平衡異常はないか考える．代謝性アシドーシスでなくても必ず【　④　】は計算する．

 ⓐ アニオンギャップ
 ⓑ 尿中生化学
 ⓒ pH
 ⓓ 平均血圧

2 解答と解説

【①】の解答：ⓒ Na（ナトリウム）とCl（クロール）

 正常では $Na - Cl = AG + HCO_3^- = 12 + 24 = 36$ mEq/L になります．もしも，$Na - Cl$ が 40 mEq/L以上であれば，HCO_3^- の増加で，代謝性アルカローシスの存在が示唆され，逆に $Na - Cl$ が 30 mEq/L以下の場合には HCO_3^- の減少で，代謝性アシドーシスの存在が示唆されます．これに関しては先行研究でも有用性が示されています[1]．

【②】の解答：ⓒ アシデミアかアルカレミア

 言葉が困惑しやすいですが，$pH < 7.35$ の状態をアシデミア（酸血症），$pH > 7.45$ の状態をアルカレミア（アルカリ血症）といいます．アシドーシスはpHを酸性側にしようとする状態，アルカローシスはpHをアルカリ性にしようとする状態を示しています．混同しないように注意する必要があります．

【③】の解答：ⓑ 代謝性か呼吸性

 pHの決定因子として，HCO_3^- と PCO_2 があります．図1にも示すように CO_2 は肺で揮発性酸としてコントロールが行われ，HCO_3^- は腎臓で不揮発性酸としてコントロールが行われ，pHが一定に保たれます．そのため，pHが変化している場合に代謝性（HCO_3^-）か呼吸性（PCO_2）かを考える必要があります（図1）．

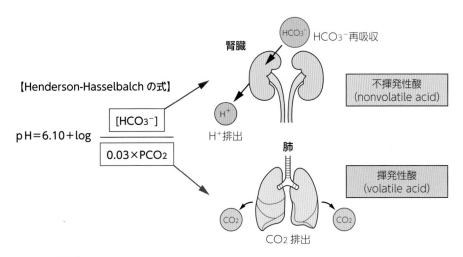

図1 pHの規定因子

二酸化炭素（CO_2）と重炭酸イオン（HCO_3^-）は水溶液中で平衡関係にあり，その濃度はHenderson–Hasselbalchの式で示されます．
CO_2は肺で揮発性酸としてコントロールを行い，HCO_3^-は腎臓で不揮発性酸としてコントロールを行い，pHを一定に保つようにしています．

【④】の解答：ⓐ アニオンギャップ

アニオンギャップ（anion gap：AG）は下記の計算式で示されます．

$$AG = [Na^+] - ([Cl^-] + [HCO_3^-])$$

AGは，代謝性アシドーシスにおいて，測定できない陰イオン（unmeasured anion）が原因かを判断するために計算されます．どのような酸塩基平衡異常でもAGを必ず計算するように明確に示している文献は少ないですが，簡易な計算で手間も少ないので計算しておくことが推奨されます．

3 血液ガスデータのすばやい読み方

血液ガスデータをすばやく読むためには下記のステップで判断するのがおすすめです．最初は時間がかかりますが，慣れてくるとすばやく読むことができるようになります．

Step 1：患者さんの病歴から結果を予測
Step 2：アシデミアかアルカレミアか？
Step 3：一次性変化の判断
Step 4：代償反応の評価
Step 5：AGの計算
Step 6：隠れた酸塩基平衡異常はないか？
Step 7：目の前の患者さんの状態を説明できる酸塩基平衡異常はあるか？

では，ここからは各ステップに関して説明していきます．

1) Step 1：患者さんの病歴から結果を予測

　診察をはじめる際に，患者さんのデータだけを見るということは少ないと思います．どの患者さんにも，そこに至るまでの病歴や身体所見などがあります．それを，いかに引き出すかは非常に重要です．

　例として，嘔吐が持続している場合には代謝性アルカローシス，下痢が持続している場合には代謝性アシドーシス，心不全などで過換気を起こしている場合には呼吸性アルカローシス，といったように現病歴から酸塩基平衡の状態をはじめに予測することが非常に重要です．実際にこの予測と異なっていた場合に，なぜ異なっているのかを考えることが他の隠れた疾患の発見などにおいて非常に重要になってきます．

2) Step 2：アシデミアかアルカレミアか？

　実際に血液ガスの診断の際に，pHチェックが重要になります．まず，下記のようにpHの値を見て酸塩基平衡の状態を確認します．

> pH＜7.35：アシデミア（酸血症）
> pH＞7.45：アルカレミア（アルカリ血症）

3) Step 3：一次性変化の判断

　Step 2で，現時点での酸塩基平衡異常の状態を確認したら，その状態になった原因の判断（一次性変化の判断）を行う必要があります．一次性変化の判断の際は，代謝性（HCO_3^-の変化）か呼吸性（$PaCO_2$の変化）かを考えましょう．前述したようにアシドーシスはpHを酸性側にしようとする状態，アルカローシスはpHをアルカリ性にしようとする状態であり，アシデミアやアルカレミアとは異なるので混同しないように注意が必要です．

　一次性の変化は下記のように大きく4つに分かれます（表1）．

> ① 代謝性アシドーシス　　：アシデミアがあり，一次性変化の原因がHCO_3^-の低下に起因するもの．
> ② 代謝性アルカローシス：アルカレミアがあり，一次性変化の原因がHCO_3^-の上昇に起因するもの．
> ③ 呼吸性アシドーシス　　：アシデミアがあり，一次性変化の原因が$PaCO_2$の上昇に起因するもの．
> ④ 呼吸性アルカローシス：アルカレミアがあり，一次性変化の原因が$PaCO_2$の低下に起因するもの．

4) Step 4：代償反応の評価

　Step 3で生じた一次性変化に対して，身体はpHを元に戻そうとして代償反応が生じま

す．一例として，代謝性アシドーシスが存在すれば，身体は換気量を増大させ$PaCO_2$を減少させ，pHを7.4に近づけようとします（呼吸性代償）．代償反応は一般的に緩衝系や呼吸や腎臓によって行われます．この代償反応が予測範囲外であれば，一次性変化を起こした病態以外の別な病態の合併を推測する必要があります．

しかし，表2の代償反応の式を覚えるのは非常に困難であり，実際はこの表を確認しながら行う場面が多いです．しかし，臨床現場では時間もなく，下記に示す簡単な代償の予想式が用いられます．

❶ 代謝性異常の代償反応のマジックナンバー「15」

代謝性異常（代謝性アシドーシス・代謝性アルカローシス）では，マジックナンバー15が用いられます．

予測$PaCO_2$ = 15 ＋実測HCO_3^-で計算されます．

予測$PaCO_2$を実測$PaCO_2$と比較して代償反応が適切に行われているか判断します（予測$PaCO_2$が実測$PaCO_2$より低ければ，$PaCO_2$が上昇する異常を考え，呼吸性アシドーシスの合併を考慮します）．

❷ 呼吸性異常の代償予測は指の数で覚える

呼吸性異常（呼吸性アシドーシス・呼吸性アルカローシス）では，急性・慢性に分けて指の数で認識すると代償反応がわかりやすいです（図2）．

呼吸性アシドーシスでは，$PaCO_2$が10 Torr上昇すると急性の場合にはHCO_3^-が1 mEq/L

表1　酸塩基平衡における一次性の判断

動脈血pH	$PaCO_2$とHCO_3^-の変化	一次性障害
アシデミア (pH＜7.35)	↓HCO_3^-	代謝性アシドーシス
	↑$PaCO_2$	呼吸性アシドーシス
アルカレミア (pH＞7.45)	↑HCO_3^-	代謝性アルカローシス
	↓$PaCO_2$	呼吸性アルカローシス

表2　代償反応の評価

一次性変化		代償予測	代償予測式
代謝性アシドーシス		1 mEq/L ↓HCO_3^- → 1.2 Torr ↓$PaCO_2$	$\Delta PaCO_2 = 1.2 \times \Delta [HCO_3^-]$
代謝性アルカローシス		1 mEq/L ↑HCO_3^- → 0.7 Torr ↑$PaCO_2$	$\Delta PaCO_2 = 0.7 \times \Delta [HCO_3^-]$
呼吸性アシドーシス	（急性）	1 Torr ↑$PaCO_2$ → 0.1 mEq/L ↑HCO_3^-	$\Delta [HCO_3^-] = 0.1 \times \Delta PaCO_2$
	（慢性）	1 Torr ↑$PaCO_2$ → 0.3 mEq/L ↑HCO_3^-	$\Delta [HCO_3^-] = 0.3 \times \Delta PaCO_2$
呼吸性アルカローシス	（急性）	1 Torr ↓$PaCO_2$ → 0.2 mEq/L ↓HCO_3^-	$\Delta [HCO_3^-] = 0.2 \times \Delta PaCO_2$
	（慢性）	1 Torr ↓$PaCO_2$ → 0.4 mEq/L ↓HCO_3^-	$\Delta [HCO_3^-] = 0.4 \times \Delta PaCO_2$

$$\Delta PaCO_2 : \Delta HCO_3^-$$

	呼吸性 アシドーシス	呼吸性 アルカローシス
急性変化	10：1 ✌1	10：2 ✌2
慢性変化	10：3 🖐3	10：4 🖐4
	$PaCO_2$ が10 Torr 上がるごとに HCO_3^- は 1か3 mEq/L ずつ 上昇する.	$PaCO_2$ が10 Torr 下がるごとに HCO_3^- は 2か4 mEq/L ずつ 低下する.

図2 呼吸性異常における代償の簡単な考え方

上昇し，慢性の場合にはHCO_3^-が3 mEq/L上昇します．呼吸性アルカローシスでは，$PaCO_2$が10 Torr低下すると急性ではHCO_3^-が2 mEq/L低下し，慢性ではHCO_3^-が4 mEq/L低下します．これを指の数で覚えると認識しやすいです．

5）Step 5：AG（アニオンギャップ）の計算

　AGは通常の測定では検出されない陰イオン（unmeasured anion：UA）と陽イオン（unmeasured cation：UC）の量の差を表します．

　血液は電気的に中性であり陽イオンと陰イオンは同数存在します．陽イオンは，Na^+と測定されない陽イオン，陰イオンとしては，Cl^-とHCO_3^-と測定されない陰イオンがあります．

　AGはAG＝Na^+－（Cl^-＋HCO_3^-）で表され，正常値は12±2 mEq/Lとなります．Na，Clは血液ガスの分析機によってばらつきが出るため，AGを計算する際は，Na，Clは血清のデータを用いる必要があります．AGを計算することで他の酸塩基平衡異常を合併していないかを確認できます．

　AGが増加するのはケトン体などの測定できない陰イオンが増大する場合が多いです（図3）．AGが上昇するものとして，「MUDPILES（表3）」「GOLDMARK（表4）」という語呂があります．

　逆にAGが減少するものとして測定できない陰イオンが減少する低アルブミン血症や測定できない陽イオンが上昇する骨髄腫やリチウム中毒や偽性高Cl血症を呈するブロマイド中毒などがあります[2]．

　低アルブミン血症の際には，Albが1.0 g/dL低下するごとにAGが2.5 mEq/L低下します．そのため，低アルブミン血症がある際は下記のようにAGを補正する必要があります．

補正AG ＝ AG ＋（4 － Alb）× 2.5

$$AG＝[Na^+]－[Cl^-]－[HCO_3^-]＝UA－UC$$

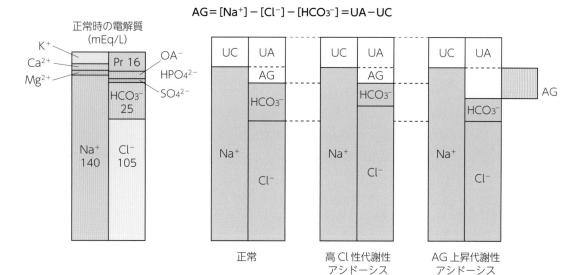

図3 AGの考え方

UA：unmeasured anion，UC：unmeasured cation

表3 AG上昇代謝性アシドーシスの原因の覚え方（MUDPILES）

Methanol（メタノール）
Uremia（尿毒素）
Diabetic ketoacidosis（糖尿病性ケトアシドーシス）
Paraldehyde（パラアルデヒド）
Iron（鉄）
Lactic acidosis（乳酸アシドーシス）
Ethylene glycol & **E**thanol（エチレングリコール＆エタノール）
Salicylates（サリチル酸）

表4 AG上昇代謝性アシドーシスの原因の覚え方（GOLDMARK）

Glycols（グリコール）
Oxoproline（オキソプロリン）
L-lactate（L-乳酸）
D-lactate（D-乳酸）
Methanol（メタノール）
Aspirin（アスピリン）
Renal failure & **R**habdomyolysis（腎障害 & 横紋筋融解症）
Ketoacidosis（ケトアシドーシス）

6) Step 6：隠れた酸塩基平衡異常はないか？

AG上昇代謝性アシドーシスでは，他の酸塩基平衡異常を合併していないかを見つけるのに補正HCO$_3$⁻やΔAG/ΔHCO$_3$⁻が役に立ちます．

❶ 補正HCO$_3$⁻

AGが上昇する際は測定できない陰イオンの増加によってHCO$_3$⁻が減少します．

補正HCO$_3$⁻は測定できない陰イオンの増加がない場合（AGが上昇していない場合）の元のHCO$_3$⁻を推定する方法です．

補正HCO$_3$⁻＝実測HCO$_3$⁻＋ΔAGであり，補正HCO$_3$⁻の結果で代謝性アシドーシス以外に存在する隠れた酸塩基平衡異常の合併を認識できます（表5）．

❷ ΔAG/ΔHCO$_3$⁻

ΔAG/ΔHCO$_3$⁻は，1 mEq/Lの酸負荷で血清HCO$_3$⁻が1 mEq/L低下し，AGが1 mEq/L上昇するということを前提としており，通常はΔAG/ΔHCO$_3$⁻は1となります．このΔAG/ΔHCO$_3$⁻の変化で隠れた酸塩基平衡異常の合併を認識できます（表6）[3]．

上記の補正HCO$_3$⁻かΔAG/ΔHCO$_3$⁻を用いるかは使いやすい方でいいと考えましょう．海外の文献では，ΔAG/ΔHCO$_3$⁻を用いられている場合が多いです．

7) Step 7：目の前の患者さんの状態を説明できる酸塩基平衡異常はあるか？

上記ステップで導き出された血液ガス所見と病歴，身体所見，その他の検査所見などから最終的な病態生理を理解し診断します．

表5 補正HCO$_3$⁻でわかる酸塩基平衡異常の合併

補正［HCO$_3$⁻］（mEq/L）	隠れた酸塩基平衡異常の合併
＜24	AG正常代謝性アシドーシスの合併
24～26	合併なし
＞26	代謝性アルカローシスの合併

表6 ΔAG/ΔHCO$_3$⁻でわかる酸塩基平衡異常の合併

ΔAG/ΔHCO$_3$⁻	隠れた酸塩基平衡異常の合併
0.8～2	AG上昇代謝性アシドーシスのみ
＜0.8	AG正常代謝性アシドーシスの合併
＞2	代謝性アルカローシスの合併

4　症例提示

最後に簡単な症例を提示してStepごとの読み方を確認しましょう．

> **症例**
>
> 　21歳男性，薬品として売られていたエタノール（濃度不明）の大量摂取．嘔吐とぐったりと意識混濁を認めている．
> **既往歴**：なし，内服薬：なし
> **バイタルサイン**：血圧94/58 mmHg，心拍数98回/分，体温36.0℃，呼吸数14回/分，SpO_2 99％（室内気）
> **血液検査**：Alb 3.5 g/dL，Cr 0.9 mg/dL，Na 136 mEq/L，K 3.5 mEq/L，Cl 86 mEq/L
> **動脈血液ガス分析検査（室内気）**：pH 7.20，$PaCO_2$ 34 Torr，HCO_3^- 18 mEq/L

1）Step 1：患者さんの病歴から予測

エタノールを大量服用しており，代謝性アシドーシスがある可能性，嘔吐があるので代謝性アルカローシスの可能性が考えられます．

2）Step 2：アシデミアかアルカレミアか？

pH 7.20であり，アシデミアであると判断します．

3）Step 3：一次性変化の判断

何がアシデミアを形成しているのでしょうか？ HCO_3^-の低下（＜24 mEq/L）があり，代謝性アシドーシスが一次性の原因と判断します

4）Step 4：代償反応の評価

代謝性変化の代償反応なので，マジックナンバー15を用いると予測$PaCO_2$＝15＋実測HCO_3^-で，予測$PaCO_2$＝33 Torr，実測$PaCO_2$は34 Torrであり，代償反応はありません．

5）Step 5：AGの計算

$AG = Na^+ - (Cl^- + HCO_3^-)$であり，$AG = 32$ mEq/Lとなります．

低アルブミン血症もあるので，補正を行います．補正$AG = AG + (4-Alb) \times 2.5$であり，補正$AG = 32 + (4 - 3.5) \times 2.5 = 33.25$ mEq/Lとなります．AGは上昇しており，AG開大性代謝性アシドーシスがあるとわかります．

6）Step 6：隠れた酸塩基平衡異常はないか？

まず，$\Delta AG = 33.25 - 12 = 21.25$ mEq/L，$\Delta HCO_3^- = 24 - 18 = 6$ mEq/Lとなります．
$\Delta AG / \Delta HCO_3^-$は21.25/6＞2となり，代謝性アルカローシスの存在が認識できます．

7) Step 7：目の前の患者さんの状態を説明できる酸塩基平衡異常はあるか？

　　Step 1での推測どおりの結果であり，患者さんの症状に合わせての治療を行う方針としました.

　　この症例ではAG開大性代謝性アシドーシスと代謝性アルカローシスの合併を認めます. AG開大性代謝性アシドーシスはエタノール中毒によるものが考慮され，代謝性アルカローシスに関しては病歴から嘔吐に伴うものが考慮されます.

おわりに

　　血液ガスデータをすばやく読むというのは，すぐにはできないかもしれません. しかし，今回のような読み方を地道に行うことで，すばやく読むことができるようになるはずです. そのなかで，自分が予想しなかった酸塩基平衡異常がある際に，我々が認識しない病態が隠れている可能性もあります. 特に集中治療の場面，救急外来の場面や患者さんの急変の場面などでは，血液ガスデータをすばやく読むことは必須です. 何度もくり返して，ぜひステップアップしていってください.

文　献

1）Havlin J, et al：Sodium-Chloride Difference as a Simple Parameter for Acid-Base Status Assessment. Am J Kidney Dis, 69：707-708, 2017（PMID：28285873）

2）Emmett M：Approach to the Patient With a Negative Anion Gap. Am J Kidney Dis, 67：143-150, 2016（PMID：26363848）

3）Rastegar A：Use of the DeltaAG/DeltaHCO₃⁻ ratio in the diagnosis of mixed acid-base disorders. J Am Soc Nephrol, 18：2429-2431, 2007（PMID：17656477）

Profile

金子美和（Miwa Kaneko）

芳賀赤十字病院 腎臓内科／自治医科大学附属病院 腎臓内科
血液ガス所見の読み方は，私自身，苦手意識が強く，いつも自信がありませんでした. 初期研修医のときにこの本に出会えていたら違っていたでしょう. 今回，宮内先生にこのような機会をいただき，大変勉強になりました. 常にこの特集を片手に練習を積めば，苦手意識はなくなると思います. みんなで頑張りましょう！

宮内隆政（Takamasa Miyauchi）

服部医院／聖マリアンナ医科大学病院 腎臓・高血圧内科
医師になって，いろいろと上の先生との知識の違いに感銘を受けますが，血液ガス所見の読み方に関しても，私も上の先生みたいになりたいなと思ってきました. 自分もまだまだですが，ぜひ一緒に勉強していきましょう.

【実践編】

アニオンギャップの開大する 代謝性アシドーシスを考える

小澤秀浩，松本朋弘

■ はじめに

　忙しい臨床のなか，血液ガスデータを目の前にして，立ち止まってしまうことはよくあります．焦らず対処するためにはどうすればいいのでしょうか？ 1つの方法として，解釈の型を身につけることができれば，どんなときにでも対応できます．まず血液ガスの解釈の7つのステップの型を反復練習し，しっかりと身につけることが重要です．解釈ができたならそれをもとに鑑別を行っていきます．症例を通して鑑別の語呂合わせであるGOLD-MARKを紹介します．研修医の皆さんは，ぜひ反復し自分のものにしていきましょう．

1 ┃ 問題

1）症例1

症例1

　18歳男性．

主訴：食思不振と倦怠感

現病歴：2週間前から発熱，咽頭痛，その後から多飲・多尿が続いているとのことで外来受診．内服なし

バイタルサイン：呼吸数33回/分，血圧100/60 mmHg，脈拍124回/分，体温38.9℃

身体所見：口腔内乾燥以外は問題なし．

動脈血液ガス（室内気）：Na 136 mEq/L，K 4.8 mEq/L，Cl 91 mEq/L，Cre 2.56 mg/dL，BS 967 mg/dL，Alb 4.3 g/dL，pH 7.28，$PaCO_2$ 9.8 Torr，PaO_2 68 Torr，HCO_3^- 3.9 mEq/L，Lac 3.2 mmol/L

問題：空欄①～④にあてはまる語句をそれぞれ選択肢から1つ選べ

この症例のPrimaryな異常は【 ① 】である

選択肢：
- 【①】ⓐ 代謝性アシドーシス　　ⓑ 呼吸性アシドーシス
- 　　ⓒ 代謝性アルカローシス　　ⓓ 呼吸性アルカローシス

アニオンギャップ（anion gap）の計算結果からわかる解釈は【 ② 】である

選択肢：
- 【②】ⓐ AG開大性代謝性アシドーシス
- 　　ⓑ AG非開大性代謝性アシドーシス
- 　　ⓒ 呼吸性アルカローシス
- 　　ⓓ 代謝性アルカローシス

代償性変化からわかる併存病態は【 ③ 】である

選択肢：
- 【③】ⓐ 呼吸性アシドーシス　　ⓑ 代謝性アルカローシス
- 　　ⓒ 呼吸性アルカローシス　　ⓓ 併存なし

ズバリ診断は【 ④ 】である

選択肢：
- 【④】ⓐ 糖尿病性ケトアシドーシス（diabetic ketoacidosis：DKA）
- 　　ⓑ ショック　　　　　　　ⓒ アセトアミノフェン中毒
- 　　ⓓ 痙攣

解答：p464へ

2）症例2

症例2

患者：82歳女性

主訴：ショック，意識障害

現病歴：数週間前から食欲不振があり近医に入院し，細胞外液投与で経過がみられていた．入院後経過で意識障害の増悪，救急隊到着時収縮期血圧70 mmHgの低下がみられたため，当院救急外来搬送された．
内服なし．

バイタルサイン：呼吸数33回/分，血圧85/48 mmHg，脈拍124回/分，体温36.3℃，SpO_2 99％（2L）

身体所見：末梢温かい
動脈血液ガス（室内気）：Na 136 mEq/L, K 4.6 mEq/L, Cl 100 mEq/L, Cre 0.94 mg/dL, BS 81 mg/dL, Alb 2.8 g/dL, pH 7.08, $PaCO_2$ 13 Torr, PaO_2 133 Torr, HCO_3^- 3.9 mEq/L, Lac 25.86 mmol/L

問題：空欄⑤〜⑦にあてはまる語句をそれぞれ選択肢から1つ選べ

この症例のPrimaryな異常は【　⑤　】であり，anion gapの計算結果から【　⑥　】とわかる．

選択肢：
- 【⑤】 ⓐ 代謝性アシドーシス　　　ⓑ 呼吸性アシドーシス
　　　　ⓒ 代謝性アルカローシス　　ⓓ 呼吸性アルカローシス

- 【⑥】 ⓐ AG開大性代謝性アシドーシス　　ⓑ AG非開大性代謝性アシドーシス
　　　　ⓒ 呼吸性アルカローシス　　　　　ⓓ 代謝性アルカローシス

代償性変化からわかる併存病態は【　⑦　】である．

選択肢：
- 【⑦】 ⓐ 呼吸性アシドーシス　　　ⓑ 代謝性アルカローシス
　　　　ⓒ 呼吸性アルカローシス　　ⓓ 併存なし

解答：p468へ

---

2 症例1の解答と解説

血液ガス分析の7つのステップに沿って確認していきましょう．

- Step 1：病歴から血液ガスの結果を予想する
- Step 2：アシデミアなのかアルカレミアなのか確認する
- Step 3：Primaryな異常は呼吸性なのか代謝性なのか
- Step 4：アニオンギャップ（AG）の計算結果はどうなのか
- Step 5：$\Delta AG / \Delta HCO_3^-$ はどうなのか
- Step 6：代償性変化の計算はどうなったか
- Step 7：原因病態の検索

　以上の7ステップを常に意識して症例を読んでいきましょう．まずはStep 1の病歴から血液ガス結果を予想します．先行感染を疑うエピソードのある若年者で，急性発症の口渇，多飲，多尿があることから1型糖尿病を発症したケースを想定します．

1）この症例のPrimaryな異常は何か（①の解答と解説）

【①】の解答：ⓐ 代謝性アシドーシス

Step 2：アシデミアなのかアルカレミアなのか確認する
Step 3：Primaryな異常は呼吸性なのか代謝性なのか

　　酸がたまるアシドーシスはCO_2がたまれば呼吸性アシドーシス，HCO_3^-が失われれば AG非開大性代謝性アシドーシス，ほかの酸がたまると AG開大性の代謝性アシドーシスと なります．

　　本症例では pH 7.28，$PaCO_2$ 9.8 Torr であることからアシデミアがあることがわかりま す．また，HCO_3^- 3.9 mEq/L と著減しているため代謝性アシドーシスがあるとわかります．

2）アニオンギャップの計算結果からわかる解釈は？（②の解答と解説）

【②】の解答：ⓐ AG開大性代謝性アシドーシス

Step 4：アニオンギャップの計算結果はどうなのか
Step 5：ΔAG/ΔHCO₃⁻はどうなのか

　　まずはAGを計算します．

$$AG = Na - (Cl + HCO_3^-)$$
$$= 136 - (91 + 3.9) = 41.1$$

　　AGの正常値は 12 ± 2 mEq/L であるので，AG開大性の代謝性アシドーシスがあるとわ かります．今回の症例では Alb 4.3 g/dL と4を切っていないため補正する必要はありませ ん．低アルブミン血症がある場合の補正式は「血液ガスデータの読み方の型，よくある読 み間違い」（p456）を参照してください．

　　次にΔAGをみてみましょう．

$$\Delta AG = AG - 12 = 41.1 - 12 = 29.1$$
$$\Delta HCO_3^- = 24 - HCO_3^- = 24 - 3.9 = 20.1$$
$$\Delta AG / \Delta HCO_3^- = 1.44776\cdots\cdots$$

となります．ΔAG/ΔHCO₃⁻の正常範囲は1〜1.5程度であり，今回の症例は正常範囲内 であるとわかります．そのため追加で見つけなければいけないAG非開大代謝性アシドー シスの併存はなさそうだとわかります．

3) 代償性変化からわかる併存病態は？（③の解答と解説）

【③】の解答：ⓒ 呼吸性アルカローシスの併存あり

Step 6：代償性変化の計算はどうなったか

まずWinterの式により呼吸性代償を評価します．

Winterの式：推定$PaCO_2$＝HCO_3^-×1.5＋8±2 Torr
推定$PaCO_2$＝3.9×1.5＋8±2＝13.85±2 Torr

$PaCO_2$の推定値＝13.85±2 Torr，実際値＝9.8 Torrであり一致しません．よって代償不十分であり，呼吸性アルカローシスの併存があるとわかります．

4) ズバリ診断は？（④の解答と解説）

【④】の解答：ⓐ 糖尿病性ケトアシドーシス（DKA）
（DKAによるAG開大性の代謝性アシドーシス＋呼吸性アルカローシスの併存）

Step 7：原因病態の検索

❶ 代謝性アシドーシス

代謝性アシドーシスの原因はGOLDMARKで迫りましょう（表1）．

ここでは先ほどの症例がAG開大性の代謝性アシドーシス＋呼吸性アルカローシスの併存であるとわかります．

では次になぜAG開大性の代謝性アシドーシスが起こったかについて考えていきます．

GOLDMARKの語呂は表1の通りです．先ほどの症例を見ていくと血糖値が967 mg/dLときわめて高値を示しています．また乳酸値が3.2 mmol/Lと高値であること，腎機能障害があること，尿中ケトンが検出されていることから，LのL-乳酸とRの腎機能障害，Kのケトンの3つが代謝性アシドーシスの原因と考えられます．

❷ 乳酸アシドーシス

乳酸アシドーシスのTypeについても考えていきます．乳酸アシドーシスには2つの型（Type AとType B）があります．Type Aは主に酸素の供給不足，すなわち，ショックや循環不全により引き起こされます．Type Bはさまざまな代謝異常が関連してくることによります．

乳酸アシドーシスの原因検索では表2の6つのことを念頭に置いて原因検索します[4]．

本症例ではショックによるTypeAの乳酸アシドーシスが起こり，ケトアシドーシスの併存によって乳酸アシドーシスを悪化させていると考えます．

表1 GOLDMARK[1~3]

Glycols（グリコール）	エチレングリコール
5-Oxoproline 〔5-オキソプロリン（ピログルタミン酸）〕	アセトアミノフェン
L-lactate （L-乳酸アシドーシス）	TypeA：組織低酸素による（ショック，腸管虚血，低酸素血症，一酸化炭素中毒，シアン化物など） TypeB：組織低酸素によらない（ビタミンB1欠乏，痙攣，薬物中毒，悪性腫瘍，褐色細胞腫，糖尿病，肝疾患，敗血症など）
D-lactate（D-乳酸アシドーシス）	短腸症候群
Methanol（メタノール）	
Aspirin（アスピリン）	
Renal failure（腎機能障害）	GFR（糸球体濾過量）20 mL/分未満
Rhabdomyolysis（横紋筋融解症）	
Ketoacidosis（ケトアシドーシス）	DKA，AKA，絶食or飢餓

表2 乳酸アシドーシスの原因検索

1. 組織低還流所見の有無（必ず最初に評価）
   ・ショックの評価
2. 局所的な虚血の有無
   ・腸管虚血，四肢虚血，壊死性軟部組織感染の評価
3. 薬剤性/トキシンの有無
4. チアミン欠乏の有無
   ・ビタミンB1欠乏のチェック
5. 最近の無酸素運動の有無
   ・重量物，運動，けいれんの既往歴
6. 他の代謝性疾患の有無
   ・先天性の代謝性疾患の有無を調べる

文献4より引用.

表3 7I's

Infection	感染
Inflammation	炎症（膵炎等）
Insulin	インスリン欠乏（1型）
Iatrogenic	薬剤（ステロイド）
Infarction/Ischemia	虚血
Intoxication	アルコール等
Infant	妊娠

文献5より.

❸ ケトアシドーシス

　　次にケトアシドーシスの原因ですが，7I'sの語呂を用います（**表3**）[5].

　　7I'sのいずれの病態も共通した特徴があり，インスリン欠乏かインスリン拮抗ホルモンの過剰によって高血糖が引き起こされています．本症例では若年かつ，先行感染があり，急性発症の発症の高血糖があることからインスリン欠乏が原因として考えられました．

症例1のつづき

経過：尿検査で尿ケトン陽性であり，病歴からはDKA＞HHSと診断した．感染の合併も考えられ，血液培養を採取したうえで下記の治療を開始した．
治療：患者は厳密なモニタリング目的にA lineを留置し，HCUに入室となった．
　持続インスリン療法0.1 U/kg/時で開始し，細胞外液補充は15～20 mL/kg/時，カリウム補充についてはK＜3.3 mEq/Lを下回らないように適宜補充した．検査頻度は血糖を1時間ごとに，その他電解質（Na，K，P，ABG）と尿量については2時間ごとのチェックとした．治療のゴールについて：AGが正常化するまで＝ケトン体産生が消失するまでとした．

5) Advanced Lecture

　　この症例のその後についても Advanced Lecture としてみていきましょう．

症例1：翌朝の検査結果

Na 150 mEq/L, K 5.6 mEq/L, Cl 115 mEq/L, HCO_3^- 17.5 mEq/L, Cre 1.22 mg/dL, FBS 150 mg/dL, Alb 3.0 g/dL

pH 7.32, $PaCO_2$ 32 Torr, PaO_2 80 Torr, HCO_3^- 17.5 mEq/L, Lac 1.5 mmol/L

　　翌朝の検査結果は以上のようになっていました．ではこれも分析していきます．分析内容として見るべき点は以下の3点です．

1. アシデミアがあるか，それともアルカレミアなのか

2. 代償性変化の程度は？

3. 呼吸性代償はあるのか，その他の呼吸性変化はどうなのか

　　まず，アシデミアでPrimaryな異常は代謝性アシドーシスとわかる．

　　次にAGについてはAG＝Na－（Cl＋HCO_3^-）＝140－（115＋17.5）＝7.5 mEq/Lとなりますが，ここで注意が必要です．Albは3.0 g/dLと低下しているため，AGの補正が必要となります．低アルブミン血症時のAG補正の簡易的な方法として2.5を足すとAGは10 mEq/Lとなり，AGは正常になっていることがわかります．ΔAG/ΔHCO$_3^-$についてはAG正常であったため計算は不要です．

　　次にWinterの式で呼吸性代償についてみていきます．

　　推定$PaCO_2$＝1.5×17.5＋8±2＝34±2 Torr，実測$PaCO_2$＝32 Torrであり，合併する病態はほぼ解消されており，非AG開大性の代謝性アシドーシスのみがあると結論づけられました．

　　ここで治療の成否について，DKAの治療目標を再度確認していきます[6]．

・血糖≦200 mg/dLかつ下記の条件のうち2つを満たす
　　AG≦12 mg/dL
　　HCO_3^-：≧15 mEq/L
　　pH＞7.3

表4 ACCRUED

A：Acid load （酸負荷）	
C：Ca拮抗薬，アセタゾラミド，トピラマート	
C：CKD （慢性腎臓病）	
R：RTA （尿細管性アシドーシス）	
U：Ureteral fistula （尿管腸瘻）	
E：Expansion （体液量の拡大，高Clの輸液など）	
D：Diarrhea （下痢）	

＋経口摂取ができることとなっています．この患者さんの場合は，いずれも満たしており治療については問題ないと判断できます．ではなぜ非AG開大性の代謝性アシドーシスになってしまったのでしょうか．詳しい話は他記事で参照していただきたいと思いますが，今回は非AG開大性の代謝性アシドーシスの鑑別の語呂であるACCRUEDをご紹介します（表4）．

ACCRUEDのEは体液量の拡大を意味しています．今回の治療では外液での蘇生が行われました．そのため高Cl性の代謝性アシドーシスを起こしたと考えられました．

3 症例2の解答と解説

1) この症例のPrimaryな異常は何か（⑤の解答と解説）

【⑤】の解答：ⓐ 代謝性アシドーシス

血液ガスを読むステップに沿って進めていきます．

Step 2：アシデミアなのかアルカレミアなのか確認する
Step 3：Primaryな異常は呼吸性なのか代謝性なのか

酸がたまるアシドーシスの考え方についてですが，CO_2がたまれば呼吸性アシドーシス，HCO_3^-が失われればAG非開大性代謝性アシドーシス，他の酸がたまるとAG開大性の代謝性アシドーシスとなります．本症例ではpH 7.31，PaCO2 29.8 Torrであることからアシデミアがあることがわかります．また，HCO_3^- 10.9 mEq/Lと著減しているため代謝性アシドーシスがあるとわかります．

2) アニオンギャップの計算結果からわかる解釈は？（⑥の解答と解説）

【⑥】の解答：ⓐ AG開大性代謝性アシドーシス

Step 4：アニオンギャップの計算結果はどうなのか
Step 5：Δ AG/Δ HCO3⁻はどうなのか

まずはAGを計算していきます．

$$AG = Na - (Cl + HCO_3^-) = 136 - (100 + 3.9) = 32.1$$

AG の正常値は 12 ± 2 mEq/L なので，AG 開大性の代謝性アシドーシスがあるとわかります．今回の症例では Alb 2.8 g/dL と 4 を切っているため補正します〔低アルブミン血症がある場合の補正式は「血液ガスデータの読み方の型，よくある読み間違い」（pp451～460）を参照ください〕．

次に Δ AG をみていきます

$$Δ AG = 36.35 - 12 = 24.35 \text{ mEq/L}$$
$$Δ HCO_3^- = 24 - 10.9 = 20.1 \text{ mEq/L}$$
$$Δ AG/ Δ HCO_3^- = 1.2114\cdots\cdots$$

となりました．Δ AG/ Δ HCO_3^- の正常範囲は 1～1.5 程度であり，今回の症例は追加で見つけなければいけない AG 非開大代謝性アシドーシスの併存はないと判断します．

3) 代償性変化からわかる併存病態は？（⑦の解答と解説）

【⑦】の解答：ⓒ 呼吸性アルカローシスの併存あり

Step 6：代償性変化の計算はどうなったか

まず Winter の式により呼吸性代償を評価します．

Winter の式：推定 $PaCO_2 = HCO_3^- × 1.5 + 8 ± 2$ Torr
推定 $PaCO_2 = 3.9 × 1.5 + 8 ± 2 = 13.85 ± 2$ Torr

推定値 = 13.85 ± 2 Torr，実際値 = 13 Torr であり代償範囲内であり，呼吸性アルカローシスの併存はないと判断します．

4) ズバリ診断は？

Step 7：原因病態の検索

代謝性アシドーシスの原因は GOLDMARK で迫ります．ここでは症例 2 が AG 開大性の代謝性アシドーシスであるとわかりました．経過で食事摂取不良であったこと，前医では補液を行っていましたが高カロリー輸液ではありませんでした．

GOLDMARK からは食事摂取不良のケトアシドーシスか TypeB の乳酸アシドーシスが疑われました．そのためビタミン B1 の血液検査を追加したうえでフルスルチアミン 150 mg を投与開始しました．すみやかに血圧が上昇し，頻脈も改善．ビタミン B1 投与後数時間で意識レベルが改善し，代謝性アシドーシス，高乳酸血症も改善がみられました．1 週間はビタミン B1 点滴を継続し，その後はビタミン B1 内服に切り替えました．後日，治療前に採取した血液検査ではビタミン B1 が 6 ng/mL と著明な低値であることが判明しました．

最終診断：ビタミン B1 欠乏による脚気によって引き起こされた AG 開大性の代謝性アシドーシス

■ 文　献

1）Berend K, et al：Physiological approach to assessment of acid-base disturbances. N Engl J Med, 371：1434-1445, 2014（PMID：25295502）

2）Mehta AN, et al：GOLD MARK: an anion gap mnemonic for the 21st century. Lancet, 372：892, 2008（PMID：18790311）

3）Suetrong B & Walley KR：Lactic Acidosis in Sepsis: It's Not All Anaerobic：Implications for Diagnosis and Management. Chest, 149：252-261, 2016（PMID：26378980）

4）Andersen LW, et al：Etiology and therapeutic approach to elevated lactate levels. Mayo Clin Proc, 88：1127-1140, 2013（PMID：24079682）Etiology and therapeutic approach to elevated lactate（nih.gov）

5）Kitabchi AE, et al：Management of hyperglycemic crises in patients with diabetes. Diabetes Care, 24：131-153, 2001（PMID：11194218）

6）Kitabchi AE, et al：Hyperglycemic crises in adult patients with diabetes. Diabetes Care, 32：1335-1343, 2009（PMID：19564476）

Profile

小澤秀浩（Hidehiro Ozawa）

練馬光が丘病院 救急総合診療科 総合診療部門

松本朋弘（Tomohiro Matsumoto）

練馬光が丘病院 救急総合診療科 総合診療部門

総合診療ブラザーズ名義でYouTubeチャネルを運営しています．臨床推論の基礎から，症候学，嚥下，メンタル，あなたの診療にプラスワンになる内容をお届けできるように魅力的なゲストを複数お迎えしてお送りしています．
https://www.youtube.com/c/GIMbrothers

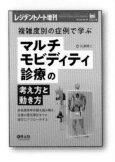

【実践編】

アニオンギャップ正常の代謝性アシドーシスを考える

山田英行, 宮内隆政

はじめに

　血液ガス分析は，呼吸状態と体液の酸塩基平衡に関連する代謝性の要因を把握するために重要です．AG（anion gap，アニオンギャップ）開大性アシドーシスを認めた際には乳酸アシドーシス，ケトアシドーシス，尿毒症などを鑑別にあげますが，AG正常代謝性アシドーシスを認めた際には尿細管性アシドーシス，下痢，尿路変更，トルエン中毒などが鑑別にあがります．病態の複雑さからAG開大性代謝性アシドーシスに注視しがちにはなりますが，今回の症例などを通じ，ぜひAG正常代謝性アシドーシスの理解を深めていってほしいです．

1　問題

症例1

　35歳女性．

現病歴：3年前から口渇，目の異物感を自覚．2年前から目の乾燥を自覚．2週間前から四肢の脱力感が強くなり来院．

既往歴：なし，**アレルギー**：なし

身体所見：意識清明，体温36.4℃，血圧100/62 mmHg，脈拍80回/分（整），呼吸数12回/分，SpO$_2$ 98％（室内気），眼瞼結膜蒼白なし，眼球結膜黄染なし，蝶形紅斑・円板状紅斑なし，口腔内乾燥，齲歯あり，頸部リンパ節腫脹なし，肺野：呼吸音 清，心音 純，下肢：網状皮斑あり，神経学的異常所見なし．

検査所見：

　血液検査：赤血球284×10^6/μL，Hb 9.2 g/dL，Ht 28.2％，MCV 88.7 fL，白血球3,100/μL，血小板20.4万/μL，TP 7.8 g/dL，Alb 4.0 g/dL，BUN 14 mg/dL，Cre 0.52 mg/dL，eGFR 87.3 mL/分/1.73m^2，AST 21 U/L，ALT 22 U/L，Na 142 mEq/L, K 2.4 mEq/L, Cl 118 mEq/L, Ca 9.2 mg/dL, Glu 122 mg/dL, HbA1c 6.2 %, **動脈血液ガス分析検査（室内気）**：pH 7.30, PaCO$_2$ 36 Torr, PaO$_2$ 106 Torr, HCO$_3^-$ 14 mEq/L.

尿所見：糖（－），蛋白（1＋），潜血（1＋），pH 6.0，尿Na 180 mEq/L，尿K 52 mEq/L，尿Cl 210 mEq/L，白血球1-5/HPF，赤血球1-5/HPF，円柱なし.

問題：空欄①〜④に当てはまる語句・数値をそれぞれ選択肢から1つ選べ

本症例で四肢の脱力を認めた原因は【　①　】である．血液ガス検査ではanion gap (AG) ＝【　②　】mEq/Lであり，【　③　】を認める．

本症例は病歴，身体所見から【　④　】が根底の原因であることが考えられる．【　④　】に尿細管性アシドーシス が合併し，【　①　】に至ったと診断した．

選択肢：

【①】 ⓐ 糖尿病性神経障害　　　　　　ⓑ 重症筋無力症
　　　 ⓒ 低カリウム血症　　　　　　　ⓓ 脊柱管狭窄症

【②】 ⓐ 32　ⓑ 22　ⓒ 10　ⓓ 8

【③】 ⓐ AG上昇型代謝性アシドーシス
　　　 ⓑ AG正常代謝性アシドーシス
　　　 ⓒ 代謝性アルカローシス
　　　 ⓓ 呼吸性アルカローシス

【④】 ⓐ 糖尿病
　　　 ⓑ 全身性エリテマトーデス（systemic lupus erythematosus：SLE）
　　　 ⓒ Sjögren症候群
　　　 ⓓ 薬剤

解答：p475へ

2）症例2

症例2

55歳男性.

現病歴：3年前から蛋白尿（2＋）を指摘．1年前から健康診断にて腎障害を指摘されていたが放置．半年前から腰痛が持続し医療機関を受診した.

既往歴：高血圧.

身体所見：意識は清明，体温36.3℃，血圧152/96 mmHg，脈拍86回/分，呼吸数12回/分，SpO$_2$ 98 %（室内気），眼瞼結膜貧血なし，眼球結膜黄染なし，頸部リンパ節腫脹なし，肺野：呼吸音 清，心音 純，下腿浮腫軽度あり.

検査所見：

　尿所見：pH 6.0，蛋白（2＋），潜血（2＋），糖（－），赤血球1-5/HPF，硝子円柱あり，尿Na 144 mEq/L，尿K 42 mEq/L，尿Cl 190 mEq/L，尿Ca 14.5 mEq/L，尿P 26 mg/dL，尿蛋白/Cre 1.5 g/gCre，尿NAG 27.3 µg/L，尿β2-MG 21,103 µg/L，

　血液検査：赤血球384万/µg，Hb 9.2 g/dL，Ht 32.0％，MCV 88.6 fL，白血球6,200/µL，血小板19.1万/µL，TP 8.8 g/dL，Alb 4.0 g/dL，UN 26.9 mg/dL，Cre 2.20 mg/dL，eGFR 25.9 mL/分/1.73 m²，UA 2.5 mg/dL，Na 130 mEq/L，K 2.8 mEq/L，Cl 103 mEq/L，Ca 9.1 mg/dL，P 1.8 mg/dL，Glu 92 mg/dL，HbA1c 5.4％，抗核抗体陰性，i-PTH 106 pg/dL，1.25（OH）2D 21 pg/dL，カルシトニン 17.4 pg/dL，尿中BJ-P陽性，遊離L鎖κ鎖 766 mg/L，λ鎖 15.4 mg/L，κ/λ 49.7

　動脈血液ガス分析検査（室内気）：pH 7.32，PaCO2 32.6 Torr，PaO2 108 Torr，HCO3⁻ 17.0 mEq/L.

問題：空欄⑤〜⑨に当てはまる語句・数値をそれぞれ選択肢から1つ選べ

血液ガス検査ではAG＝【　⑤　】mEq/Lであり，【　⑥　】を認める.
予測PaCO2＝【　⑦　】Torrであり，呼吸性代償は正常である.
尿AG＝【　⑧　】mEq/Lで，他の検査結果より，本症例は【　⑨　】と診断した.

選択肢：
　【⑤】ⓐ 30　ⓑ 20　ⓒ 10　ⓓ 8

　【⑥】ⓐ AG上昇型代謝性アシドーシス　ⓑ AG正常代謝性アシドーシス
　　　ⓒ 代謝性アルカローシス　　　　　ⓓ 呼吸性アルカローシス

　【⑦】ⓐ 20　ⓑ 25　ⓒ 33　ⓓ 40

　【⑧】ⓐ 30　ⓑ 10　ⓒ 2　ⓓ －4

　【⑨】ⓐ 副甲状腺機能亢進症　　ⓑ 骨粗鬆症
　　　ⓒ ビタミンD中毒　　　　ⓓ Fanconi症候群

解答：p478へ

3) 症例3

66歳女性.

現病歴：3日前にすき焼きを食べた. 本日から腹痛, 下痢を認め, 改善しないため来院.

既往歴：なし, **アレルギー**：なし

身体所見：意識清明, 体温36.8℃, 血圧102/60 mmHg, 脈拍88回/分（整）, 呼吸数12回/分, SpO$_2$ 98％（室内気）, 眼瞼結膜貧血なし, 眼球結膜黄染なし, 口腔内乾燥, 腹部：全体的に軽度圧痛, 反跳痛なし

血液検査：赤血球324万/μg, Hb 13.8 g/dL, 白血球4,100/μL, 血小板22.4万/μL, TP 7.6 g/dL, Alb 4.4 g/dL, BUN 24 mg/dL, Cre 0.51 mg/dL, AST 20 U/L, ALT 21 U/L, Na 142 mEq/L, K 2.2 mEq/L, Cl 114 mEq/L

動脈血液ガス分析検査（室内気）：pH 7.30, PaCO$_2$ 31 Torr, PaO$_2$ 108 Torr, HCO$_3^-$ 16 mEq/L

尿所見：糖（－）, 蛋白（－）, 潜血（－）, pH 7.3, 尿Na 82 mEq/L, 尿K 12 mEq/L, 尿Cl 106 mEq/L

問題：空欄⑩〜⑫に当てはまる語句・数値をそれぞれ選択肢から1つ選べ

血液ガス検査ではanion gap（AG）＝【 ⑩ 】mEq/Lであり,【 ⑪ 】を認める.
確定診断のために【 ⑫ 】を行う.

選択肢：

【⑩】 ⓐ 32　ⓑ 22　ⓒ 12　ⓓ 8

【⑪】 ⓐ AG上昇型代謝性アシドーシス　ⓑ AG正常代謝性アシドーシス
　　　ⓒ 代謝性アルカローシス　　　　　ⓓ 呼吸性アルカローシス

【⑫】 ⓐ 腹部エコー　　　　ⓑ 便培養
　　　ⓒ 腹部単純CT　　　ⓓ 直腸診

解答：p479へ

2 症例1の解答と解説

1) 解答と解説

【①】の解答：ⓒ 低カリウム血症

　下肢脱力の鑑別として，神経疾患，整形疾患，膠原病疾患，電解質異常などがあげられます．

ⓐ ✕　本症例では神経学的異常所見はなく，HbA1cも正常範囲内であることから神経疾患や糖尿病性神経障害の可能性は低いです．

ⓑ ✕　重症筋無力症は神経筋接合部のシナプス後膜上の分子に対する自己免疫疾患で筋力低下を主症状としますが，眼瞼下垂や複視，日内変動を伴う筋力低下が特徴です．

ⓓ ✕　脊柱管狭窄症は下肢脱力以外に間欠性跛行や腰痛，しびれを認め，比較的中高年で認めます．

ⓒ ○　本症例は既往歴のない若年女性であり，低カリウム血症による周期性四肢麻痺が最も適切な答えと考えます．

【②】の解答：ⓒ 10

　アニオンギャップ（AG）は通常測定されない陰イオンのことで，$AG = Na^+ - (Cl^- + HCO_3^-)$ で計算されます．正常は $12 \pm 2\ mEq/L$ です．

【③】の解答：ⓑ AG正常代謝性アシドーシス

　本症例では pH 7.3，$PaCO_2$ 36 Torr，HCO_3^- 14 mEq/L より代謝性アシドーシスで，$AG = Na^+ - (Cl^- + HCO_3^-) = 142 - (118 + 14) = 10\ mEq/L$ であり，AG正常代謝性アシドーシスと判断します．

【④】の解答：ⓒ Sjögren症候群

　口渇を認める疾患として，糖尿病，尿崩症，高カルシウム血症，低カリウム血症，Sjögren症候群などがあります．

ⓐ ✕　本症例は糖尿病の診断基準は満たしません．

ⓑ ✕　蝶形紅斑や円板状紅斑などSLEを疑う所見はありません．

ⓓ ✕　尿細管性アシドーシスの原因となる薬剤の内服歴は記載はありません．

ⓒ ○　本症例では口腔内，目の乾燥を認めており，Sjögren症候群が疑われます．SS-A抗体，SS-B抗体を追加で検査したところSS-A抗体陽性を認めました．ガムテスト10分間で10 mL以下と，唾液分泌量の低下を認め，Schirmer試験，ローズベンガル試験でともに陽性であり，Sjögren症候群の診断基準を満たしました．原発性Sjögren症候群の約30 %では，涙腺，唾液腺以外に腺外病変を合併します．腺外病

変は多様であり，関節炎，Raynaud現象，悪性リンパ腫，慢性甲状腺炎，遠位尿細管性アシドーシス，クリオグロブリン血症，間質性肺炎などを合併します．本症例ではAG正常代謝性アシドーシスがあり，原疾患がSjögren症候群のため尿細管性アシドーシスの合併を考慮します．

2) AG正常代謝性アシドーシスと尿中AGの考え方

　尿毒症，乳酸アシドーシス，ケトアシドーシスでは測定されない陰イオンが増加し，AGが増加します．AG正常代謝性アシドーシスでは測定されない陰イオンのかわりにCl^-が蓄積し，同量のHCO_3^-が消費されるためAGは正常となります．これを高Cl性代謝性アシドーシスともいいます．原因としては，① **塩基の喪失（腎臓・消化管）**：近位型尿細管性アシドーシス，下痢，尿路変更（尿が腸管粘膜に触れる），② **酸の排泄障害**：遠位型尿細管性アシドーシス，慢性腎不全，③ **その他**：大量輸液，中心静脈栄養，トルエン中毒があります．正常腎では酸の排泄のためにH^+がNH_4^+の形で排泄されます．遠位尿細管アシドーシスではH^+分泌が障害されており，NH_4^+の形での排泄が低下します．一般的には尿中NH_4^+は測定できないため尿中AGで代用し，AG正常代謝性アシドーシスの**原因が腎臓か腎臓以外か**を鑑別します．

〈尿中AG〉

尿中の陽イオン＝［尿中Na^+］＋［尿中K^+］＋測定されない陽イオン

尿中の陰イオン＝［尿中Cl^-］＋測定されない陰イオン

尿中AG＝［尿中Na^+］＋［尿中K^+］－［尿中Cl^-］

　　　　　＝測定されない陰イオン－測定されない陽イオン

尿AG正（通常20〜90 mEq/L）：アンモニウム排泄低下

尿AG負（通常−50〜−20 mEq/L）：アンモニウム排泄正常

　尿AGは高Cl性代謝性アシドーシスの鑑別に有用です．測定されない陽イオンの代表は尿中アンモニウムイオン（NH_4^+）です．図に示すように，尿中AGは尿中NH_4^+の推測に役立ちますが，実測した場合に比べ正確性は高くないことは理解しておく必要性があります．通常，尿中AGは負（＜0）となります．アシドーシスでも尿中AGが負ならばアシドーシスの状況下で尿からNH_4^+の排泄（酸の排泄）が正常に行われていることを示唆しています．尿中AGが＞0となる場合には，NH_4^+の排泄が正常に行われていない病態を考える必要があり，遠位型尿細管性アシドーシスはこの代表的な病態です（**図**）．本症例では尿中AG＝22＞0であり，腎性（遠位尿細管障害）です．また，尿中AGの限界として，急性腎不全や慢性腎不全の場合や尿中pH＞6.5の場合はHCO_3^-が無視できなくなります．また，尿中ケトアシドーシスやトルエン中毒などの測定できない陰イオンが増加する場合には尿中AGを用いることが困難になることを留意しておく必要性があります．

　参考までに尿細管性アシドーシスの分類を**表**に記載します．

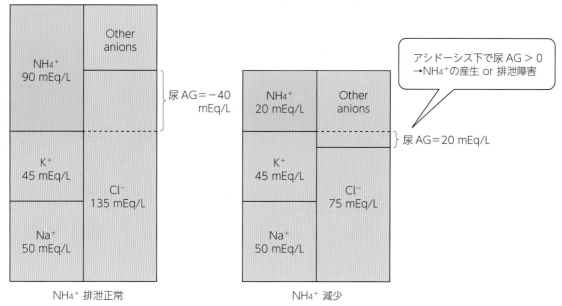

尿中 AG ＝ 尿中 Na$^+$ ＋ 尿中 K$^+$ － 尿中 Cl$^-$

アシドーシス下で尿 AG ＞ 0
→NH$_4^+$の産生 or 排泄障害

尿 AG＝－40 mEq/L

尿 AG＝20 mEq/L

NH$_4^+$ 排泄正常

NH$_4^+$ 減少

図 尿中 AG の考え方

表 尿細管性アシドーシス（RTA）分類

	Ⅰ型	Ⅱ型	Ⅳ型
病態	遠位尿細管での H$^+$分泌障害	近位尿細管での HCO$_3^-$再吸収障害	アルドステロン欠乏・作用低下
血清K濃度	低値	低値	高値
血中アルドステロン	正常～高値	正常～高値	低値～正常
尿pH	＞5.5	≦5.5	種々
基礎疾患	・自己免疫疾患（SLE, Sjögren症候群など） ・薬剤性（リチウム, アムホテリシンB） ・高カルシウム尿症（副甲状腺機能亢進症, ビタミンD中毒, サルコイドーシス）	・Fanconi症候群 ・パラプロテイン増加（多発性骨髄腫, アミロイドーシス） ・Wilson病 ・薬剤性（アセタゾラミド, テトラサイクリンなど）	・レニン低下：Addison病, 糖尿病性腎症, HIV ・アルドステロン低下：薬物（ACE阻害薬, ARB, ヘパリン）

3 症例2の解答と解説

1) 解答と解説

【⑤】の解答：ⓒ 10

$AG = Na^+ - (Cl^- + HCO_3^-) = 130 - (103 + 17) = 10$ mEq/Lです.

【⑥】の解答：ⓑ AG正常代謝性アシドーシス

⑤より$AG = 10$ mEq/Lで, 12 ± 2 mEq/Lの範囲内であり, pH 7.32, $PaCO_2$ 32.6 Torr, HCO_3^- 17.0 mEq/LよりAG正常代謝性アシドーシスです.

【⑦】の解答：ⓒ 33

$\Delta PaCO_2 = (1.0 \sim 1.3 \times \Delta [HCO_3^-]) = 7.0 \sim 9.1$ Torr

予測$PaCO_2 = 40 - \Delta PaCO_2 = 30.1 \sim 33.0$ Torrとなり, 呼吸性代償は適切です.

【⑧】の解答：ⓓ − 4

尿$AG = $尿$Na^+ + $尿$K^+ - $尿$Cl^- = 144 + 42 - 190 = -4$ mEq/Lです.

【⑨】の解答：ⓓ Fanconi症候群

⑤, ⑥よりAG正常代謝性アシドーシスであることがわかり, さらに⑦より尿AG＜0より近位尿細管障害の疾患が鑑別にあがります. $\beta 2$-MG, NAGが高値であることや, 副甲状腺機能亢進症やビタミンD欠乏がなく, 尿細管におけるリンの再吸収率（％TRP＝1－血清Cr×尿中P/尿中Cr×血清P）が50％と低下していることも近位尿細管障害が起きていることと矛盾しません. ⓓが正解です.

2) Fanconi症候群

Fanconi症候群は先天性と後天性があります. 後天性の原因としては多発性骨髄腫, アミロイドーシス, 尿細管間質性腎炎などがあります. 本症例では尿中BJ-P陽性, κ / λ高値であることから多発性骨髄腫が考えられます. 多発性骨髄腫の診断時に確認しておきたい項目として, SLim CRABがあります. S：形質細胞比率が60％以上, Li：血清遊離軽鎖比が100以上, M：MRIで骨病変のいずれかを満たすもの, また, この症例でもみられる高カルシウム血症（C）, 腎障害（R）, 貧血（A）, 骨病変（B）です. 2014年に発表され, CRABの症状が出てからではQOLが低下するという点と, ボルテゾミブなど最近の治療薬の進化によって治療成績が向上しているという点から, より早期の多発性骨髄腫も治療を行うべきであるとされ, SLim CRABが使用されています. **多発性骨髄腫は腰痛で整形外**

科を受診し，鎮痛薬で経過観察されることが多い症例であり，鑑別で忘れないようにする必要があります．

4 症例3の解答と解説

1) 解答と解説

【⑩】の解答：ⓒ 12

$AG = Na^+ - (Cl^- + HCO_3^-) = 142 - (114 + 16) = 12\ mEq/L$

$\Delta PaCO_2 = (1.0 \sim 1.3 \times \Delta [HCO_3^-]) = 8.0 \sim 10.4\ Torr$

予測$PaCO_2 = 40 - \Delta PaCO_2 = 29.6 \sim 32.0\ Torr$であり，

呼吸性代償も適切です．

【⑪】の解答：ⓑ AG正常代謝性アシドーシス

本症例では下痢によって腸液中のHCO_3^-喪失によりAG正常代謝性アシドーシスをきたしました．

尿中$AG = $尿$Na^+ + $尿$K^+ - $尿$Cl^- = -12 < 0$であり，腎臓以外の原因であると考えます．

【⑫】の解答：ⓑ 便培養

本症例ではすき焼きを摂取した数日後に発症しており，食中毒による下痢が疑わしいです．確定診断のためには便培養が適切です．病歴聴取を追加したところすき焼きに生卵を使用していました．便培養の検査では，*Salmonella enteritidis*が陽性でした．補液，整腸剤による対処療法のみで症状は改善しました．

おわりに

AG正常代謝性アシドーシスを認めた際には，その要因を考えてアプローチしていくことが重要です．病歴，検査データから下痢や近位尿細管障害による塩基の消失が原因なのか，遠位尿細管障害による酸の排泄障害が原因なのか，それとも他の原因があるのかを模索し，病態を理解することが大事です．

文献

1）五十嵐 隆：膜輸送体蛋白と尿細管機能異常の進歩 腎尿細管性アシドーシス．日本内科学会雑誌，95：888-893，2006
2）要 伸也：酸塩基平衡異常．日本内科学会雑誌，104：938-947，2015

3）「シェーグレン症候群診療ガイドライン2017年版」（厚生労働科学研究費補助金難治性疾患等政策研究事業 自己免疫疾患に関する調査研究班／編），診断と治療社，2017
4）一般社団法人日本感染症学会，公益社団法人日本化学療法学会JAID/JSC 感染症治療ガイド・ガイドライン作成委員会腸管感染症ワーキンググループ：JAID/JSC 感染症治療ガイドライン2015 ─腸管感染症─．2016
http://www.chemotherapy.or.jp/guideline/jaidjsc-kansenshochiryo_choukan.pdf

Profile

| 山田英行（Hideyuki Yamada）

東邦大学医療センター大森病院 腎センター 内科専攻医
現在医師5年目．東邦大学医療センター大森病院腎センターに入局し，内科専攻医として社会医療法人財団 石心会 川崎幸病院を経て，現在は済生会横浜市東部病院に勤務．多くの臨床経験を積みながら，尊敬する先輩方に追いつこうと内科医としてスキルを磨いている．

| 宮内隆政（Takamasa Miyauchi）

服部医院／聖マリアンナ医科大学病院 腎臓・高血圧内科
p460参照

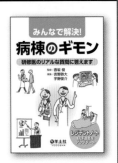

【実践編】
代謝性アルカローシスから どう考えるか

髙野敬佑

はじめに

　代謝性アルカローシスは「血清中の重炭酸（HCO_3^-）濃度を増加させる機序が存在する状態」と定義されます．日常診療で高頻度に出会う酸塩基平衡異常ですが，その考え方には馴染みのない読者も多いのではないでしょうか．本稿では実際の症例問題を踏まえて考え方を解説します．

1 問題

1）症例1

症例1

　24歳女性，四肢の脱力を主訴に救急外来を受診した．特記すべき既往はないが，ダイエット目的に数カ月前からインターネット上で購入した利尿薬（ループ利尿薬）を内服している．1週間前より倦怠感が出現し徐々に増悪，脱力も認めたため救急搬送となった．意識清明，心拍数100回/分，血圧110/70 mmHg，呼吸数20回/分，SpO_2 98％（室内気）．身体診察上，皮膚粘膜は乾燥しており皮膚のツルゴールは低下している．体重は数カ月で3 kg減少している．
検査データ：pH 7.47，$PvCO_2$ 44 Torr，HCO_3^- 32 mEq/L，Na 133 mEq/L，K 3.4 mEq/L，Cl 95 mEq/L，BUN 25.0 mg/dL，Cr 0.9 mg/dL，尿pH6.8，尿Na 40 mEq/L，尿Cl 32 mEq/L．

問題：空欄①〜③に当てはまる語句をそれぞれ選択肢から1つ選べ
　酸塩基平衡に着目すると，pH＞7.45でアルカレミアを認めておりHCO_3^-が上昇しているため代謝性アルカローシスと考えられる．呼吸性代償は正常範囲内であり，AG開大性代謝性アシドーシスの合併も認めない．代謝性アルカローシスの原因につ

いて考えていく.

　まずは病歴が重要である. この症例では利尿薬の内服をしていることが判明している. 病歴・身体診察上は有効循環血漿量が減少していると考えられる. 検査所見で鍵となるのが尿中Cl濃度である（→Advanced lecture, p489）. 有効循環血漿量が低下しているときには尿中Cl濃度も低下することが多いが, 今回の症例では低下していないのが特徴的である. 以上の所見からは, 代謝性アルカローシスの原因として【　①　】が考えられる.

　本来であれば上昇したHCO₃⁻は腎臓から排出されるが, 代謝性アルカローシスが持続している場合にはHCO₃⁻の上昇を維持する機序も働いている. すなわち, 代謝性アルカローシスを考えるうえでは, ① 形成因子に加えて, ② 維持因子を考える必要がある.

　この患者さんにおいて代謝性アルカローシスの形成因子は【　②　】, 維持因子は【　③　】と考えられる.

選択肢：
【①】 ⓐ 利尿薬　ⓑ 嘔吐　ⓒ 下痢　ⓓ 原発性アルドステロン症

【②】 ⓐ アルカリ性物質の過剰摂取　ⓑ 消化管からのHCl喪失
　　　ⓒ 接合尿細管・集合管からのH⁺排泄

【③】 ⓐ 有効循環血症量の低下　ⓑ 低カリウム血症
　　　ⓒ RAAS（レニン–アンジオテンシン–アルドステロン系）の亢進
　　　ⓓ ⓐ～ⓒすべて正しい

解答：p483へ

2）症例2

症例2

　40歳男性, 検診で血圧高値を指摘され紹介受診となった. 特記すべき既往はなく内服薬もない. 心拍数 70 回/分, 血圧 170/70 mmHg. 身体所見上は特記所見を認めない.
検査データ：pH 7.46, PvCO₂ 41 Torr, HCO₃⁻ 29 mEq/L, Na 142 mEq/L, K 3.2 mEq/L, Cl 110 mEq/L, BUN 18.6 mg/mL, Cr 0.82 mg/dL, 尿pH 7.0, 尿Na 32 mEq/L, 尿Cl 30 mEq/L.

問題：空欄④～⑥に当てはまる語句をそれぞれ選択肢から1つ選べ

　酸塩基平衡に着目すると, pH＞7.45とアルカレミアを認めておりHCO₃⁻が上昇しているため代謝性アルカローシスと考えられる. 呼吸性代償は正常範囲内であり, AG開大性代謝性アシドーシスの合併も認めない. 代謝性アルカローシスの原因について考えていく.

　まず比較的若年の血圧高値，という点がヒントになる．身体診察では特記所見はなく，体液量の過剰または減少も明らかでない．尿中Cl濃度は30 mEq/Lと低下はしていない．現時点での情報では【　④　】が代謝性アルカローシスの原因と考えられる．

　【　④　】を念頭に追加の検査を行うと，血清アルドステロン濃度110 pg/mL，レニン活性0.2 ng/mL/時であった．カプトリル負荷試験も陽性であった．

　この患者さんにおいては酸塩基平衡異常の形成因子は【　⑤　】，維持因子は【　⑥　】と考えられる．

選択肢：
【④】ⓐ 利尿薬　ⓑ 嘔吐　ⓒ 下痢　ⓓ 原発性アルドステロン症

【⑤】ⓐ アルカリ性物質の過剰摂取　ⓑ 消化管からのHCl喪失
　　　ⓒ 接合尿細管・集合管からのH$^+$排泄

【⑥】ⓐ 有効循環血漿量の低下　ⓑ アルドステロンの自律的な分泌　ⓒ Cl欠乏

解答：p488へ

2 症例1の解答と解説

1）代謝性アルカローシスの原因（①の解答と解説）

【①】の解答：ⓐ 利尿薬

代謝性アルカローシスの原因としては利尿薬使用や嘔吐が多いため病歴が重要です．

　病歴で原因がはっきりしない場合，有効循環血漿量が減少しているか増加しているかに着目します（表1）．さらに，循環血漿量が減少している場合には尿中Clも低下しますが，利尿薬の効果が持続している場合や利尿薬様作用が働く状態（Bartter症候群，Gitelman症候群）では尿中Clは低下していないのが特徴です．

　体液量の減少・増加に関しては，必ずしもクリアカットに分類できるとは限りません．また上記の要素が複合的に存在する場合もあるため，注意が必要です．

2）代謝性アルカローシスの形成因子（②の解答と解説）

【②】の解答：ⓒ 接合尿細管・集合管からのH$^+$排泄

　ループ利尿薬やサイアザイド利尿薬によりNaClの再吸収が阻害されると，尿細管遠位に到達するNaClの量が増えます．主細胞を介してこのNaClの再吸収が行われますが，有効循環血漿量の低下によりRAASが亢進しているため，再吸収はさらに促進されます．Na$^+$が再吸収されると，電気化学的勾配を保つためにK$^+$やH$^+$が分泌され，低カリウム血症や代謝性アルカローシスが生じます（表2）．

表1 代謝性アルカローシスの原因

① 有効循環血漿量が減少し,尿中Cl < 20 mEq/L
・胃性アルカローシス:嘔吐,NGチューブ吸引
・Clを多量に含む下痢(先天性塩類喪失下痢症)
・高CO_2血症後
・多汗を伴う嚢胞性線維症
・ループ利尿薬/サイアザイド利尿薬を投与後,効果が切れた後
・絨毛性腺腫
② 有効循環血漿量が減少し,尿中Cl > 20 mEq/L
・ループ利尿薬/サイアザイド利尿薬を投与後,効果持続している
・Bartter症候群
・Gitelman症候群
③ 有効循環血漿量が増加し,尿中Cl > 20 mEq/L
・原発性アルドステロン症
・重度Cushing症候群(特に異所性ACTH産生)
・外因性ミネラルコルチコイド
・11-β(OH)ステロイド脱水素酵素の活性低下
・レニン産生腫瘍
・副腎皮質過形成(11-βヒドロキシラーゼ欠損,17-αヒドロキシラーゼ欠損)
・Liddle症候群
④ その他
・重度低カリウム血症
・ミルクアルカリ症候群
・腎機能が著明に低下している症例での$NaHCO_3$投与
・リフィーディング症候群

文献1より作成.

表2 代謝性アルカローシスの形成因子

・$NaHCO_3$または$NaHCO_3$前駆体の過剰摂取
・H^+排泄亢進による遠位尿細管でのHCO_3^-産生
→接合尿細管・集合管にNa^+が多く到達することによる
・重度低カリウム血症
・身体からHClの排泄(嘔吐,NGチューブ吸引,Cl濃度の高い下痢)

文献1より作成.

　なお,利尿薬の効果が持続している間は尿中NaやClは高値となりますが,効果が減弱すると接合尿細管・集合管に到達するNaClの量も減り,主細胞での再吸収が行われずK^+やH^+の分泌も行われません.この状態では尿中NaやClは低値となります.

3)代謝性アルカローシスの維持因子(③の解答と解説)

【③】の解答:ⓓ ⓐ～ⓒすべて正しい(有効循環血症量の低下,低カリウム血症,RAASの亢進)

　代謝性アルカローシスの維持因子には**表3**があります.

表3 代謝性アルカローシスの維持因子

近位尿細管でのHCO₃⁻再吸収増大
・有効循環血漿量の低下 ・低カリウム血症
持続的または間欠的に新たなHCO₃⁻が産生される
・接合尿細管・集合管での産生増加（アルドステロン作用） ・胃からのHCl喪失 ・外因性アルカリ物質
Cl欠乏
腎機能低下によるHCO₃⁻の糸球体濾過量低下

文献1より作成.

　代謝性アルカローシスが維持されるためにはHCO₃⁻の再吸収が亢進，またはHCO₃⁻の排泄が低下，のいずれかが起きることになります．尿細管細胞の働きを理解することで1段階深く理解できるため図を交えて解説します．

　有効循環血漿量が低下するとRAASが亢進します．アンジオテンシンⅡは近位尿細管細胞のNa⁺－H⁺交換体（NHE3）を活性化し，H⁺を尿細管腔へ分泌するとともにHCO₃⁻を血管側へ吸収します（**図1①②**）．

　低カリウム血症では近位尿細管細胞のNHE3においてNH₄⁺産生を亢進させHCO₃⁻を血管側へ吸収します（**図2①②**）．またA型間在細胞においてH⁺－K⁺ATPaseの活性を高めて尿細管腔からのK⁺の吸収を促進し，交換としてH⁺を排泄し，血管側へのHCO₃⁻の吸収を高めます（**図3①**）．さらに細胞内シフトでK⁺を血管側に出す代わりにH⁺を細胞内に取り込みます．

　主細胞のミネラルコルチコイド受容体（MR）がアルドステロンによって活性化されるとENaC（epithelial Na channel）を介してNa⁺の吸収が高められます．電気化学的勾配を保つためにROMK（renal outer medullary K channel）よりK⁺が排泄され低カリウム血症をきたします（**図4①**）．さらにアルドステロンはA型間在細胞においてH⁺－ATPaseの活性を高めるためH⁺を尿細管腔に排泄するとともにHCO₃⁻を血管内に取り込みます（**図3①②**）．

　Cl欠乏ではB型介在細胞でのペンドリンというタンパクを介したHCO₃⁻の排泄ができなくなります．ここは尿細管がHCO₃⁻を排泄する唯一の場です（**図5**）．

　今回の症例では，低カリウム血症，有効循環血漿量の低下によるRAASの亢進が主な維持因子と考えられます．

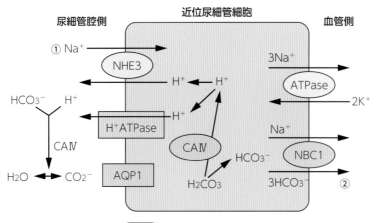

図1 近位尿細管細胞❶

文献1より作成. Ca：carbonic anhydrase

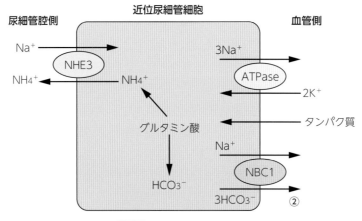

図2 近位尿細管細胞❷

文献1より作成.

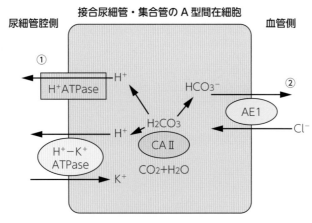

図3 A型間在細胞

文献1より作成.

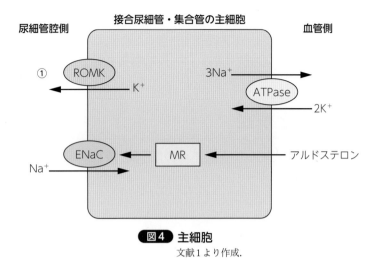

図4 主細胞
文献1より作成.

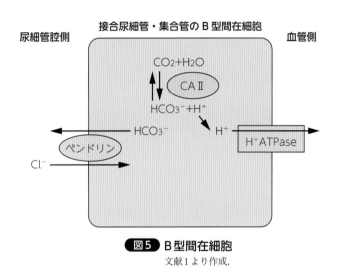

図5 B型間在細胞
文献1より作成.

4) 症例1のその後

症例1のその後

　利尿薬を代謝性アルカローシスの原因と考えたため中止した．また脱力による体動困難や，低カリウム血症によると思われる心電図変化も認めたため入院加療の方針とした．補液とカリウムの補正を行ったところ症状が改善し退院となった．また，血清Mg値は正常範囲内であり補正は行わなかった．

● 症例の落とし穴

　症例1の病態は利尿薬使用によるものであったが利尿薬使用による代謝性アルカローシスには落とし穴があります．

　利尿薬を内服した直後であればNaClの再吸収が阻害されるため尿中Clは高値であるが，

内服後時間が経って薬効が切れると代償的にClの再吸収を増やすため，尿中Clはむしろ低値となります．このように利尿薬を内服したタイミングによって尿中Cl濃度が変動するのは，利尿薬による代謝性アルカローシスの特徴です．

3 症例2の解答と解説

1）代謝性アルカローシスの原因（④の解答と解説）

【④】の解答：ⓓ 原発性アルドステロン症

病歴や身体診察で有効循環血漿量の低下がはっきりせず，尿中Cl排泄も低下していない代謝性アルカローシスは，背景に鉱質ステロイド作用が亢進している状況が考えられます．追加の検査ではアルドステロン濃度／レニン活性比が上昇しており，原発性アルドステロン症が原因として考えられます．

2）代謝性アルカローシスの形成因子（⑤の解答と解説）

【⑤】の解答：ⓒ 接合尿細管・集合管からのH^+排泄

アルドステロンにより接合尿細管・集合管主細胞のENaCを介したNa^+再吸収が促進されます．それにより尿細管腔側が陰性に荷電し，電気化学的勾配にしたがってCl^-の再吸収，またはH^+とK^+の分泌が起きます．H^+の排泄の際にHCO_3^-の再吸収も起こり代謝性アルカローシスが形成されます．

3）代謝性アルカローシスの維持因子（⑥の解答と解説）

【⑥】の解答：ⓑ アルドステロンの自律的な分泌

通常であれば体液量の増加に伴い近位尿細管での$NaCl$の再吸収やHCO_3^-の再利用は減少します．同時にRAAS活性も減少します．結果的に接合尿細管・集合管でのNa^+の再吸収とK^+とH^+の排泄は抑えられます．しかしアルドステロンの自律的な分泌下では不適切なNa^+の再吸収とK^+とH^+の排泄が持続してしまいます．さらに低カリウム血症も生じ，上述の通りこちらも維持因子となります．

4）症例2のその後

症例2のその後

画像上は明らかな副腎腫瘤は認めなかったが，比較的若年であることなどを考慮して，副腎静脈サンプリング目的に専門施設への紹介を行った．

4 Advanced Lecture
～なぜ尿Naではなくて尿Clを指標にするのか～

　一般的に循環血漿量の評価に用いられるのは尿中Na濃度ですが，代謝性アルカローシスを呈している患者さんにおいては尿中Cl濃度を用います．これは，代謝性アルカローシスの状態では少量ながら尿中にHCO_3^-が排泄されており，陰性荷電であるためNa^+も引きつけて尿中排泄を促してしまうからです．Cl^-であれば陰性に荷電しているためHCO_3^-の尿中排泄の影響を受けず，体液量のよい指標となります．

■ 文　献

1）Emmett M：Metabolic Alkalosis: A Brief Pathophysiologic Review. Clin J Am Soc Nephrol, 15：1848-1856, 2020（PMID：32586924）

2）Galla JH：Metabolic alkalosis. J Am Soc Nephrol, 11：369-375, 2000（PMID：10665945）

3）Pela I, et al：Profound hypokalemia and hypochloremic metabolic alkalosis during thiazide therapy in a child with Pendred syndrome. Clin Nephrol, 69：450-453, 2008（PMID：18538122）

4）Roy A, et al：Collecting duct intercalated cell function and regulation. Clin J Am Soc Nephrol, 10：305-324, 2015（PMID：25632105）

■ 参考文献・もっと学びたい人のために

1）北村浩一，藤谷茂樹：代謝性アルカローシス：原因の診断と治療．Intensivist，7：457-468，2015

2）「研修医のための輸液・水電解質・酸塩基平衡」（藤田芳郎，他／編），中外医学社，2015

3）「臨床がわかる腎生理」（柴垣有吾／監，上原温子／監訳），中外医学社，2018

Profile

髙野敬佑（Keisuke Takano）
東京ベイ・浦安市川医療センター 腎臓・内分泌・糖尿病内科
腎疾患の奥深さに日々魅了されています．

【実践編】

呼吸性障害による酸塩基平衡異常

小中理大，片岡　惇

■ はじめに

　　　酸塩基平衡異常は，呼吸性障害と代謝性障害の2つに分かれています．呼吸性障害を診療した際には，酸塩基平衡異常の評価とともに，呼吸の経路のどこに異常をきたしているのか生理学的・解剖学的に考えていくことが，患者さんの原因疾患を見極めるうえで重要となります．また後半のAdvanced Lectureでは血液ガス検査から判明する低酸素血症，A-aDO2に関しても記載しました．血液ガスデータを実臨床でどのように考え対応するのか，病態を生理学的に考察する必要性を感じていただければ幸いです．

1　問題

1）症例1

症例1

　80歳の重喫煙歴のあるADLが自立した男性．これまでに病院受診歴はない．朝から発熱を認めていた．昼頃になり，意識状態がおかしく苦しそうなため，家族が救急要請．

バイタルサイン：意識GCS E2V1M4，心拍数130回/分（整），血圧128/78 mmHg，呼吸数10回/分，SpO2 85％（室内気），体温38.7℃.

身体所見：呼吸は努力様で，両側肺野でwheezeを聴取する．

　すぐに動脈血液ガス（室内気）が採取され，以下の通りであった．

　pH 7.20，PaO2 50 Torr，PaCO2 80 Torr，HCO3⁻ 27 mEq/L，Na 140 mEq/L，Cl 109 mEq/L.

問題：空欄①〜④に当てはまる語句をそれぞれ選択肢から1つ選べ

この患者さんの血液ガス検査の一次性変化は，【　①　】である．

代償性の二次性変化は【　②　】であり，この患者さんは【　③　】であることがわかる．この患者さんの対応として【　④　】が必要である．

選択肢：

【①】ⓐ 呼吸性アシドーシス

　　　ⓑ 代謝性アシドーシス

　　　ⓒ 呼吸性アルカローシス

【②】ⓐ 代謝性アシドーシスで代償範囲内

　　　ⓑ 代謝性アルカローシスで代償範囲内

　　　ⓒ 代謝性アルカローシスで代償不十分

【③】ⓐ 混合性アシドーシス

　　　ⓑ 代謝性アシドーシス＋代償性呼吸性アルカローシス

　　　ⓒ 呼吸性アシドーシス＋代償性代謝性アルカローシス

【④】ⓐ 経鼻酸素投与

　　　ⓑ NPPV（noninvasive positive pressure ventilation：非侵襲的陽圧換気）

　　　ⓒ 気管挿管

解答：p492へ

2）症例2

症例2

　19歳の基礎疾患のないADLが自立した女性．外出中に恋人と口論となり，しだいに呼吸が荒くなっていった．また四肢のしびれも出現したため，救急要請となった．

身体所見：意識 GCS E4V5M6，心拍数 90回/分（整），血圧 128/78 mmHg，呼吸数 40回/分，SpO_2 99%（室内気），体温 36.3℃．

　四肢のしびれを訴えるが，診察上は身体所見に異常を認めない．動脈血液ガス（室内気）を採取したところ，下記の結果となった．

　pH 7.60，PaO_2 100 Torr，$PaCO_2$ 24 Torr，HCO_3^- 23 mEq/L，Na 140 mEq/L，Cl 109 mEq/L．

問題：空欄⑤～⑦に当てはまる語句をそれぞれ選択肢から1つ選べ

この患者さんの血液ガス検査の一次性変化は，【　⑤　】である．
代償性の二次性変化は【　⑥　】が予測される．この患者さんでは【　⑦　】であることがわかる．

選択肢：

【⑤】ⓐ 呼吸性アシドーシス
　　　ⓑ 代謝性アシドーシス
　　　ⓒ 呼吸性アルカローシス

【⑥】ⓐ 代謝性アシドーシス
　　　ⓑ 代謝性アルカローシス
　　　ⓒ 呼吸性アシドーシス

【⑦】ⓐ 代償性代謝性アシドーシスは代償範囲外
　　　ⓑ 代償性代謝性アルカローシスは代償範囲内
　　　ⓒ 代償性呼吸性アシドーシスは代償範囲外

解答：p497へ

2 症例1の解答と解説

　症例1の患者さんを診たらまずどのように考えるでしょうか．血液ガス検査を解釈していくには，① pHの解釈，② 一次性変化の判断，③ 代償性の判断の順番に行うとよいです．それでは，問題を順を追って解釈していきましょう．

1）一次性変化の判断

【①】の解答：ⓐ 呼吸性アシドーシス

　この患者さんのpHはpH 7.20 ＜ 7.40でありアシデミアであることがわかります．では一次性の変化はどうでしょうか？　この患者さんではPaCO₂が上昇しているので（PaCO₂ ＞ 40 Torr），呼吸性変化が起きています．つまり呼吸性アシドーシスであることがわかります．

❶ 一次性の変化

　一次性変化はどのように見分けるのでしょうか．ここで，生理学で習うHenderson-Hasselbalchの式が実臨床にも役に立ちます．Henderson-Hasselbaich式は基本編の項目（「血液ガスデータの読み方の型，よくある読み間違い」pp451～460）を参照してください．この患者さんの場合は，アシデミア（pHの低下）が起きているので，$HCO_3^-/PaCO_2$の比率が低下しているはずです．つまり，HCO_3^-が低下（代謝性）するか，$PaCO_2$が増加（呼

吸性）するかの2つに分かれます．この患者さんではアシデミアでかつ$PaCO_2$が増加しているので，呼吸性の変化が一次性であるとわかります（呼吸性アシドーシス）．

❷ 実臨床では単純性障害は少ない

　ただし❶での説明には注意が必要です．これは単純性障害（一次性変化が1つのみ）の場合を示しています．残念ながら，実臨床では単純性障害である場合は少ないです．他項に譲りますが，実臨床では複雑な酸塩基平衡異常（混合性障害）を呈している患者さんが多いのです．例として，COPD患者で慢性的な呼吸性アシドーシスのある患者さんが下痢になった場合，呼吸性アシドーシスに加えて代謝性アシドーシスも一次性変化として起こります．しかしどの血液ガス分析においても，まず一次性変化の判断からはじまります．まずは❶での考えを習得して一次性変化の判断を行いましょう．

2）二次性変化と代償の評価

【②】の解答：ⓑ 代謝性アルカローシスで代償範囲内
【③】の解答：ⓒ 呼吸性アシドーシス＋代償性代謝性アルカローシス

　一次性の変化を判断したら，次に二次性変化を評価します．人間の体はpH7.4を維持するためにHomeostasis（恒常性）が働きます．まずpHがHCO_3^-と$PaCO_2$の比率で決まることに注目します．本症例のように$PaCO_2$が上昇し，HCO_3^-/$PaCO_2$の比率が低下した場合（＝アシドーシス），生体内ではHCO_3^-を上昇させてpHを正常化しようとします．これを二次性変化（代償性変化）と呼びます．**単純性障害の場合は，一次性変化と代償性変化は同じ方向（$PaCO_2$が上昇すればHCO_3^-も上昇）に変化します．**逆に実臨床のなかで代償性変化が一次性変化とは逆方向に動いていた場合（アシデミアで$PaCO_2$が上昇しているのに，HCO_3^-も低下しているなど）は混合性障害の可能性が予測されます．

❶ 代償作用は十分か？

　代償性反応はこれまでの研究からある程度予測されることがわかっています．図1のように急性の酸塩基平衡障害が出現した場合，単純性障害では95％が予測代償範囲に収まることがわかっています．この予測代償範囲外の場合は，混合性障害の存在や正常な代償が何らかの原因で行えていないことを意味します．

　急性呼吸性アシドーシスの場合，$PaCO_2$が1 Torr上昇するごとにHCO_3^-は0.1 mEq/L上昇します．慢性の場合は$PaCO_2$が1 Torr上昇するごとにHCO_3^-は0.3 mEq/L上昇します．ここで注目すべきは，急性呼吸性アシドーシスでは代謝性代償は微々たるものであり，その効果はせいぜい2〜4 mEq/L程度である，ということです．急性期は赤血球などからのわずかなHCO_3^-の放出による代償であり，腎臓での代償性の酸排泄はHCO_3^-を最大20 mEq/L程度上昇させる大きな効果がありますが，これは慢性期（3〜5日後）にしか起こりません．

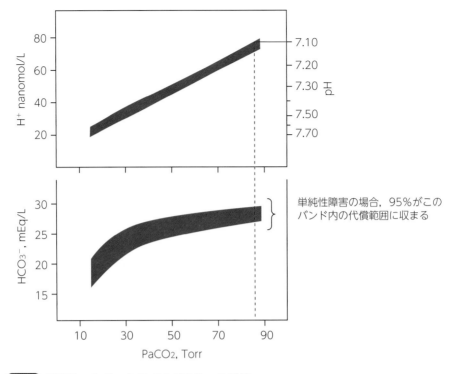

図1 呼吸性アシドーシスでの HCO_3^- の代償

文献1より引用.

この図は呼吸性アシドーシスに関して H^+, HCO_3^- と $PaCO_2$ の関連を観察研究をもとにプロットしたものである. 例えば pH 7.10 の場合, $PaCO_2$ は約85 Torr 前後であり, その場合は代償として上昇した HCO_3^- が図の灰色の部分に収まっている. この図をもとに予測代償の式が求められる.

よって呼吸性アシドーシスの予測代償式は下記のように表すことができます.

$$急性：Δ HCO_3^- = 0.1 × Δ PaCO_2$$

$$慢性：Δ HCO_3^- = 0.3 × Δ PaCO_2$$

本症例では $PaCO_2$ 80 Torr であり, $Δ PaCO_2 = PaCO_2 - 40 = 80 - 40 = 40$ Torr となります. 予測される $Δ HCO_3^-$ は4 mEq/L となり, 予測 HCO_3^- は28 mEq/L 程度予測されます. 実際には HCO_3^- 27 mEq/L で代償は起こっており, 代謝性アシドーシスの合併はないと判断できます. このように急性呼吸性アシドーシスでは代償反応が起きてもその効果はわずかでpHは正常化しません.

❷ 急性か慢性か？

病歴や既往歴の経過からとともに, 上述したように代償性変化から予測がある程度可能です. 急性か慢性かの判断は, 鑑別疾患の経過判断やその後の治療にかかわってくるため重要です. 初診時は, 呼吸性アシドーシスだけでなく, HCO_3^- の変化がどの程度起こっているかに注目することを忘れないようにしましょう.

3) 患者さんへの対応

【④】の解答：ⓒ 気管挿管

❶ 症状

呼吸性アシドーシスでは代謝性と比較して中枢神経症状が生じることが多いです．これはCO_2がHCO_3^-と比較して血液脳関門を透過しやすく，脳細胞内のpHを低下させやすいからです．このCO_2貯留によって初期は頭痛や軽度の意識障害を起こし，昏睡が生じた状態をCO_2ナルコーシスと呼びます．本症例でも急性呼吸性アシドーシスにより昏睡状態となっており，CO_2ナルコーシスの状態です．

❷ 呼吸性アシドーシスの患者さんの治療

ここでは治療の選択肢を病態生理とともに考えていきましょう．CO_2が貯留した呼吸性アシドーシスの患者さんに対応する場合，呼吸性アシドーシス（CO_2貯留）への対応と原因疾患に対する対応を同時並行で行う必要があります．

① CO_2の貯留を生理学的に考える

ここで肺胞換気式というものを考えてみましょう．人間の1回の呼吸のうち，実際にガス交換に寄与する量を肺胞換気量といいます．肺胞換気量（VA）は，1回換気量（1回に吸い込む量）と死腔量（ガス交換に寄与しない）の差と呼吸数（回/分）の積で表せます．この肺胞換気量と肺胞CO_2分圧（P_ACO_2）とCO_2排出量（VCO_2）は比例関係にあり，下記の式で表すことができます．

$$VA = k \times \frac{VCO_2}{P_ACO_2} \text{（注意；k は定数）}$$

この式を変換すると下記となります．

$$P_ACO_2 = k \times \frac{VCO_2}{VA}$$

P_ACO_2は通常$PaCO_2$とほぼ同一の値をとるので，下記と近似できます．

$$PaCO_2 = k \times \frac{VCO_2}{VA}$$

さらにVA＝肺胞換気量は下記となります．
$$VA（肺胞換気量）＝呼吸数 \times（1回換気量－死腔量）$$

上記式からは$PaCO_2$の上昇はVCO_2＝CO_2産生量の増加またはVA＝肺胞換気量の低下により引き起こされることがわかりますが，VCO_2＝CO_2産生量の増加が起こっても人間は換気量を増やすことで代償します．つまり肺胞換気量自体の低下により$PaCO_2$が上昇します．

② 呼吸のメカニズムからCO₂貯留を考える

呼吸は呼吸中枢→末梢神経→呼吸筋→胸郭・胸膜→肺の順で連動して行われます．この経路のいずれかに異常が発生した場合，呼吸抑制が起こり結果として肺胞換気量の低下につながります．表1に代表的な異常をまとめたので参照してください．肺の問題によって死腔が増大しても，まずは1回換気量や呼吸数を増やして代償をしようとするため，最初はCO₂貯留が生じないことが多いですが，時間が経過するにつれて呼吸筋疲労が起こるためCO₂貯留を生じます．

③ 患者さんへの対応

呼吸性アシドーシスと原因疾患に対する対応を考える必要があります．呼吸性アシドーシスに対しては，極論すれば「換気」をさせるほかありません．肺胞換気式からもわかる通り，肺胞換気量を増加させなければ$PaCO_2$の減少はできません．実際には換気量を増加させるためには，① 非侵襲的陽圧換気（NPPV）または ② 気管挿管による侵襲的人工呼吸管理を行う必要があります．本症例では，意識障害も出現しているため気管挿管による侵襲的人工呼吸管理が必要と判断されます．人工呼吸管理によりCO₂貯留を改善させる場合，特に慢性の呼吸性アシドーシスの場合は，急激にCO₂を正常化すると代償していたHCO_3^-が戻りきらず，重度の代謝性アルカローシスになり痙攣や不整脈を引き起こす可能性があるため注意します．

表1　CO₂貯留をきたす疾患の鑑別

状態	呼吸の経路	病態	鑑別疾患
息をしない	中枢神経系	肺胞換気量の低下	・鎮静薬 ・脳炎・脳卒中 ・中枢性睡眠時無呼吸症候群 ・脳幹疾患 ・低体温症
息ができない	末梢神経系		・頸椎損傷 ・Guillain-Barré症候群 ・横隔神経損傷 ・筋萎縮性側索硬化症
	呼吸筋		・重症筋無力症 ・Lambert-Eaton症候群 ・破傷風 ・周期性四肢麻痺 ・呼吸筋疲労
	胸壁・胸膜		・後側弯症 ・胸郭形成術後 ・Flail chest
	上気道		・窒息 ・急性喉頭蓋炎 ・声帯麻痺
呼吸が十分にできない	肺	死腔量の増加	・肺塞栓症 ・動的肺過膨張（COPD，重症喘息） ・末期間質性肺炎

文献2を参照のうえ，筆者作成．

そして同時に原疾患に対する対応も必要です．**表1**にCO_2貯留を呈する鑑別疾患も記載しています．大切なことは，**呼吸の経路のどこに異常をきたしているのかを考える**ことです．本症例では，病歴・身体所見からはCOPD急性増悪を起こし，CO_2ナルコーシスを呈しているように考えられます．人工呼吸管理だけではなく，気管支拡張薬などを使用して病態を改善させる必要があります．また実臨床では，脳卒中や睡眠薬などで中枢性の呼吸抑制が起きた可能性，肺塞栓を合併している可能性も否定できません．必ず呼吸のどの部分に異常をきたしているのかを常に鑑別をしていくことを忘れてはいけません．

3　症例2の解答と解説

1）一次性変化

【⑤】の解答：ⓒ 呼吸性アルカローシス

症例2も同様に一次性変化を判断していきましょう．pHは7.60 ＞ 7.40であり，アルカレミアです．一次性変化として，$PaCO_2$が低下している（$PaCO_2$ ＜ 40 Torr）ので呼吸性変化が一次性変化と判断できます．アルカレミアでかつ$PaCO_2$が低下しているので，呼吸性アルカローシスです．

2）二次性変化と代償

【⑥】の解答：ⓐ 代謝性アシドーシス
【⑦】の解答：ⓐ 代償性代謝性アシドーシスは代償範囲外

呼吸性アシドーシスと同様に呼吸性アルカローシスの場合も，代償作用は予測可能です．**図2**に示す通り，単純性障害の場合は，HCO_3^-は95％が予測範囲内に収まることがわかっています．急性呼吸性アルカローシスの場合，$PaCO_2$が1 Torr低下するごとにHCO_3^-は0.2 mEq/L低下します．慢性の場合は$PaCO_2$が1 Torr低下するごとにHCO_3^-は0.4 mEq/L低下します．よって予測代償式は下記のように表すことができます．

$$急性：\Delta HCO_3^- = 0.2 \times \Delta PaCO_2$$
$$慢性：\Delta HCO_3^- = 0.4 \times \Delta PaCO_2$$

本症例ではどうでしょう？　$\Delta PaCO_2 = 40 - 24 = 16$ Torrであり，急性なのでΔHCO_3^-は3.2 mEq/Lと予測されます．予測HCO_3^-は$24 - 3.2 = 20.8$ mEq/Lですが，実際にはHCO_3^-は23 mEq/Lで予測代償範囲内に達していないことがわかります．

❶ 代謝性代償の時間

急性呼吸性アルカローシスの場合，一次性変化は数時間単位で起こることが多いです．一般的に代謝性代償は日単位の時間を必要とするため，実臨床で急性呼吸性アルカローシスを診た場合，HCO_3^-は正常値に近いことが多いです．

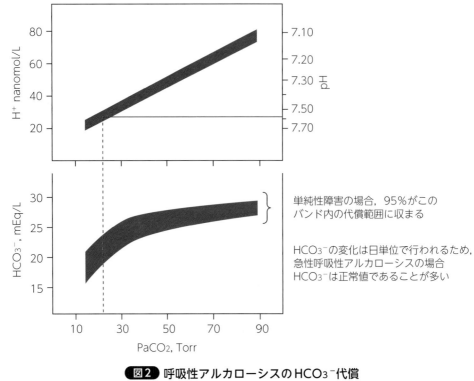

縦軸(左): H$^+$ nanomol/L, 縦軸(右): pH, 縦軸: HCO$_3$$^-$, mEq/L, 横軸: PaCO$_2$, Torr

単純性障害の場合，95%がこの
バンド内の代償範囲に収まる

HCO$_3$$^-$の変化は日単位で行われるため，
急性呼吸性アルカローシスの場合
HCO$_3$$^-$は正常値であることが多い

図2 呼吸性アルカローシスのHCO$_3$$^-$代償
文献1より引用.

❷ 過換気の鑑別

　表2に過換気の具体的な鑑別を載せたので参照してください．一般的に肺胞換気が増加することが原因となります．特に本症例のように若年女性の呼吸性アルカローシスを診療した際，安直に過換気症候群の診断を下しやすいです．しかし，実際にはアスピリン中毒の代償や，何らかの酸塩基平衡異常の代償作用として過換気を呈していることも実臨床ではよく経験します．呼吸性アルカローシスを診療する場合は，その背景疾患を注意深く観察する必要があります．

6 Advanced Lecture　血液ガス検査からわかること ～低酸素の評価～

　本稿では，血液ガス検査から考える酸塩基平衡を中心に述べました．しかし，血液ガス検査自体からわかることはこれだけではありません．血液ガス検査では，主に酸塩基平衡と呼吸状態を評価することができます．

　そして呼吸状態は，主に酸素化能と換気能の2つを評価できます．換気能とは，つまりCO_2の排出であり，CO_2貯留の生理学は先程述べた通りです．ここでは，酸素化能に関してもう少し詳しく考えてみましょう．

表2 過換気の鑑別

原因部位	鑑別診断
中枢神経障害	・脳梗塞脳出血 ・脳腫瘍
肺障害	・肺炎 ・肺塞栓症 ・気胸 ・喘息/COPD ・高山病
心血管障害	・心不全 ・ショック
代謝性障害中毒	・糖尿病性ケトアシドーシス ・アルコール性ケトアシドーシス ・低カルシウム血症 ・代謝性アシドーシスの代償 ・サリチル酸中毒
内分泌障害	・甲状腺中毒症 ・褐色細胞腫
精神障害	・不安 ・パニック障害 ・過換気症候群

文献2を参考に作成.

　症例1をもう一度見てください（p490）．PaO_2 50 Torr と低酸素血症を認めています．低酸素を認めたときはどのように考えればよいでしょうか？ 低酸素血症の病態は大きく4つに分類され，単独または複数の病態が原因となっています．以下の**表3**に病態生理に基づいた低酸素血症の鑑別の表を示します．症例1の患者さんではどうでしょうか？ 患者さんは重喫煙歴があり，wheeze を認め，COPDの存在が疑われます．さらに，発熱も認めていることから肺炎の合併も示唆されます．末梢気道の閉塞による「肺胞低換気」や，肺気腫に伴う肺毛細血管の傷害による「high V/Q ミスマッチ（換気血流不均衡）」や肺炎で炎症を起こした部位による「low V/Q ミスマッチ」などが考えられます．つまり，**低酸素の原因として複数の病態が同時に存在することは実臨床ではよくみられます**．大切なのは，どの病態が最も患者さんの低酸素に寄与しているかを考えながら対応することです．**表3**にそれぞれの低酸素の病態を示したので参照してください．

　さらに$A\text{-}aDO_2$（肺胞動脈酸素分圧較差）についても知っておきましょう．$A\text{-}aDO_2$の意味するところは，"肺胞"と"動脈"の酸素分圧の差であり，「肺胞の酸素分圧が低い」のか，「肺胞から動脈内までの過程に異常がある」のかを鑑別することができます．肺胞内の酸素分圧が少ない場合は，肺胞と動脈内の酸素分圧は開大せず（通常は10 Torr以下），この場合は肺胞低換気が低酸素の原因と考えられます．開大している場合はそれ以外の原因ということになります．

表3 病態生理に基づいた低酸素血症の鑑別

原因	肺胞低換気	拡散障害	V/Qミスマッチ		シャント	
			high V/Q	low V/Q	low V/Qが悪化したシャント（capillary shunt）	解剖学的シャント（anatomical shunt）
代表的疾患例	・オピオイド投与過剰 ・肥満低換気症候群 ・神経筋疾患 ・喘息重責発作 ・COPD急性増悪	・間質性肺炎 ・心不全による間質の浮腫	・肺塞栓 ・肺気腫	・心不全 ・ARDS ・肺炎	・心不全 ・ARDS ・肺炎 ・無気肺	・肺動静脈奇形 ・肺動脈圧上昇時の卵円孔開大および心房中隔欠損
呼吸音	・浅い呼吸または徐呼吸 ・wheeze	クラックル	正常または減弱	クラックルまたは減弱	減弱またはbronchial breath sound	正常
A-a O₂ gradient	正常	開大	開大	開大	開大	開大
PaCO₂	↑	→	過換気で代償できなければ↑	過換気で代償できなければ↑	過換気で代償できなければ↑	過換気で代償できなければ↑
酸素に対する反応性	↑	↑	↑	↑	→	→
体位に対する反応性（異常側が上）	→	→	不明	→または↑	↑	↑
PEEPに対する反応性	→または↑	→	→または↓	↑	・含気が改善すれば↑ ・含気が改善しなければ→または↓	→または↓
胸部X線	正常	ほぼ正常	ほぼ正常	異常	異常	正常
胸部CT	正常	異常	異常	異常	異常	正常
心エコー（Bubble study）	正常	正常	正常	正常	正常	異常

文献7より引用.

注）血流に対して換気が相対的に少ない状態をlow V/Q，換気に対して血流が相対的に少ない状態をhigh V/Qと呼ぶ.

まず，肺胞内の酸素分圧は以下の式（肺胞気式）で示されます．この式は吸入酸素分圧（P_IO_2）から，CO_2と交換された酸素（P_ACO_2/R）を引いたものです．

$$P_AO_2 = P_IO_2 - \frac{P_ACO_2}{R}$$

P_AO_2：肺胞酸素分圧

P_IO_2：吸入気酸素分圧

P_ACO_2：肺胞内二酸化炭素分圧

R：呼吸商（通常は0.8の定数）

吸入酸素分圧（P_IO_2）は，通常大気圧（760 mmHg）から水蒸気圧（37℃/47 mmHg）の差とFiO_2の積で表すことができるため，$P_IO_2 = (760 - 47) \times FiO_2$となります．したがって上記の式は，

$$P_AO_2 = (760\text{-}47) \times FiO_2 - \frac{P_ACO_2}{R}$$

と表せます．

ちなみに，高所でのP_IO_2がどうなるか計算してみましょう．エベレスト頂上の空気中の酸素濃度は地上と変わらず21％です．しかしながらエベレスト頂上の8,400 mの大気圧は272 mmHg（約0.3気圧）であるので，

$$P_IO_2 = (272 - 47) \times 0.21 = 47.5 \text{ Torr}$$

と非常に低い値になります．ここでP_ACO_2（P_ACO_2は$PaCO_2$とほぼ同値となる）が正常通り40 Torrであったとするとどうなるでしょうか．P_ACO_2/Rは50 Torrとなり，P_AO_2はマイナスとなってしまうのです．つまりP_ACO_2が通常の状態ではエベレストの頂上では呼吸できません．この場合，P_AO_2を上げるためにはP_ACO_2を低下させることが必要になります．つまりP_IO_2が低下すると，**生体はP_ACO_2を低下させ代償しようとします**．これは高所だけでなく，呼吸不全の患者さんでもみられる事象です．実際にエベレストの頂上で酸素分圧を測定した研究[4]では，平均P_AO_2は24.6 Torr（19.1〜29.5 Torr）で平均$PaCO_2$は13.3 Torr（10.3〜15.7 Torr）と報告されており，P_ACO_2を著明に低下させ代償していることがわかります．

$A\text{-}aDO_2$は，P_AO_2とPaO_2の差なので，上記より

$$A\text{-}aDO_2 = (760 - 47) \times FiO_2 - \frac{P_ACO_2}{R} - PaO_2$$

となります．P_ACO_2は$PaCO_2$とほぼ同値なので，PaO_2と$PaCO_2$，FiO_2がわかれば，$A\text{-}aDO_2$を計算できます．最初に$A\text{-}aDO_2$の意味するところを述べましたが，「肺胞から動脈内までの過程に異常がない」のであれば，肺胞低換気が低酸素の原因となります．

症例1ではどうでしょう．計算してみると，

$$A\text{-}aDO_2 = (760 - 47) \times FiO_2 - \frac{P_ACO_2}{R} - PaO_2$$

$$= (760 - 47) \times 0.21 - \frac{80}{0.8} - 50 \fallingdotseq 0$$

となります．よってこの症例では$A\text{-}aDO_2$は開大しておらず低酸素の病態は肺胞低換気が考えられる，ということになります．

引用文献

1）Feller-Kopman DJ & Schwartzstein RM：The evaluation, diagnosis, and treatment of the adult patient with acute hypercapnic respiratory failure. UpToDate, 2020

2）Schwartzstein RM, et al：Hyperventilation syndrome in adults. UpToDate, 2020

3）Seifter JL：Integration of acid-base and electrolyte disorders. N Engl J Med, 371：1821-1831, 2014（PMID：25372090）
　↑酸塩基平衡に関する有名な論文です．酸塩基平衡と電解質に関するStewart法に関して記載されています．

4）Grocott MP, et al：Arterial blood gases and oxygen content in climbers on Mount Everest. N Engl J Med, 360：140-149, 2009（PMID：19129527）

5）「酸塩基平衡の考えかた」（丸山一男/著），南江堂，2019
　↑酸塩基平衡に関して非常にわかりやすい本です．ぜひ読んでみてください．

6）「ウエスト 呼吸生理学入門：正常肺編 第2版」（West JB，Luks AM/著，桑平一郎/訳），メディカル・サイエンス・インターナショナル，2017
　↑呼吸生理学に関して書かれており，おもしろい本です．呼吸に関する疑問に答えてくれます．

7）則末泰博：ベッドサイドで使える低酸素血症の呼吸病態生理学：呼吸不全診療で着目すべきポイント．Intensivist，5：695-704，2013

Profile

小中理大（Masahiro Konaka）
練馬光が丘病院 総合救急診療科 集中治療部門
東京ベイ・浦安市川医療センター 救急集中治療科
練馬光が丘病院と東京ベイ・浦安市川医療センターでは生理学を常に考えながら患者さんの病態へアプローチして診療を行っています．興味のある方はぜひ見学に来てください．

片岡　惇（Jun Kataoka）
練馬光が丘病院 総合救急診療科 集中治療部門
集中治療の面白さを伝えられるよう日々研修医の先生の教育を行っています．

【実践編】
混合性障害による酸塩基平衡異常

堀川武宏

■ はじめに

　　ここまで，代謝性アシドーシス・アルカローシス，呼吸性アシドーシス・アルカローシスの症例について学んでこられたかと思います．しかし，実臨床では1つの酸塩基平衡異常のみの症例ばかりではなく，複数の酸塩基平衡異常を合併した混合性障害の症例に出会うことも多々あります．ステップを踏んで漏れなく評価することで，背景にある複数の酸塩基平衡異常に気づき，適切に対応できるようになりましょう．

1 問題

1）症例1

症例1

　　アルコール依存症の既往がある，50歳男性．来院数日前から飲酒量が普段より増えていた．来院前日から倦怠感と嘔気・嘔吐が出現し，来院当日の明け方から心窩部痛が出現したため，救急要請し，救急外来へ搬送となった．
　　体温36.8℃，GCS E4V5M6，血圧104/70 mmHg，心拍数120回/分，呼吸数24回/分
血液検査：Na 131 mEq/L，K 4.4 mEq/L，Cl 89 mEq/L，Alb 4.0 g/dL，BUN 18 mg/dL，Cr 0.8 mg/dL，Glu 73 mg/dL，血漿浸透圧300 mOsm/L
動脈血液ガス（室内気）：pH 7.14，$PaCO_2$ 23.5 Torr，PaO_2 117.7 Torr，HCO_3^- 8.5 mEq/L，lactic acid 98 mg/dL
尿所見：尿ケトン（2＋），尿糖（−）.

問題：空欄①に当てはまる語句を選択肢から1つ選べ

酸塩基平衡に関して妥当なものは【　①　】である.

選択肢：
- ⓐ アニオンギャップ開大の代謝性アシドーシス＋呼吸性アルカローシス
- ⓑ アニオンギャップ開大の代謝性アシドーシス＋呼吸性アシドーシス
- ⓒ アニオンギャップ開大の代謝性アシドーシス＋代謝性アルカローシス
- ⓓ アニオンギャップ開大の代謝性アシドーシス
  ＋アニオンギャップ正常の代謝性アシドーシス

解答：p505へ

2）症例2

症例2

　特に既往症がなく，生来健康な25歳女性. 来院前日まで特に変わった様子はなかった. 来院当日夕方にアパートの自室で倒れているのを友人が発見，近くに嘔吐した形跡と空の薬剤の包装シートが多量に落ちており，救急要請，救急外来へ搬送された.

　体温39.2℃，意識 GCS E4V4M6，血圧90/60 mmHg，心拍数120回/分，呼吸数35回/分

血液検査：Na 152 mEq/L，K 3.6 mEq/L，Cl 104 mEq/L
動脈血液ガス（室内気）：pH 7.42，$PaCO_2$ 24 Torr，HCO_3^- 15 mEq/L
尿所見：尿ケトン（3＋）尿糖（－）

問題：空欄②に当てはまる語句を選択肢から1つ選べ

本症例の酸塩基平衡に関して妥当なものは【　②　】である.

選択肢：
- ⓐ アニオンギャップ開大の代謝性アシドーシス＋呼吸性アルカローシス
- ⓑ アニオンギャップ開大の代謝性アシドーシス＋代謝性アルカローシス
  ＋呼吸性アシドーシス
- ⓒ アニオンギャップ開大の代謝性アシドーシス＋代謝性アルカローシス
  ＋呼吸性アルカローシス
- ⓓ アニオンギャップ開大の代謝性アシドーシス
  ＋アニオンギャップ正常の代謝性アシドーシス＋呼吸性アルカローシス

解答：p508へ

2 症例1の解答と解説

1）症例をステップごとに考える

【①】の解答：ⓒ アニオンギャップ開大の代謝性アシドーシス
　　　　　　　　　＋代謝性アルカローシス

ステップごとに血液ガスの解釈を進めます．読み進める前に正常値を覚えておきましょう．

【血液ガスで覚えるべき正常値】
pH 7.40，$PaCO_2$ 40 Torr，HCO_3^- 24 mEq/L，AG 12 ± 2 mEq/L

❶ まず，アシデミアかアルカレミアかをチェックしよう

　　基本的なことになりますが，言葉の定義を再確認していきましょう．pH 7.35以下であればアシデミア，7.45以上であればアルカレミアです〔アシデミア／アルカレミアとアシドーシス／アルカローシスの概念図（**図**）を参照してください〕．ただ，アシドーシスとアルカローシスの両方が同程度存在する場合，pHは正常になりうるので注意が必要です．

　　本症例は，pH 7.14であり，アシデミアの状態です．

❷ アシデミア（あるいは，アルカレミア）が代謝性変化によるものか，呼吸性変化によるものかをチェックしよう

　　アシデミアがあれば，HCO_3^- が低いか（代謝性アシドーシスによる），$PaCO_2$ が高く（呼吸性アシドーシスによる），アルカレミアがあれば，HCO_3^- が高いか（代謝性アルカローシス），$PaCO_2$ が低い（呼吸性アルカローシス）はずです．

　　本症例は，HCO_3^- 8.5 mEq/Lと低く，代謝性アシドーシスによるアシデミアと考えられます．

❸ 代償性変化が予測の範囲内にあるかどうかをチェックして，合併する酸塩基平衡異常の有無をチェックしよう

　　アシデミアないしアルカレミアが代謝性・呼吸性のどちらかによりもたらされているかがわかったら，一次性酸塩基平衡異常に対する代償性変化が予測の範囲内にあるかをチェッ

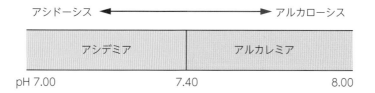

図　アシデミア／アルカレミアとアシドーシス／アルカローシスの概念図
アシデミアは血液がpH 7.35以下の酸性の状態，アルカレミアはpH 7.45以上のアルカリの状態のことである．アシドーシスとは血液を酸性の方向へ引っ張るような酸塩基平衡異常のこと．アルカローシスはアルカリへ引っ張るような酸塩基平衡異常を指します．

表 酸塩基平衡異常に対する生理的代償性変化の予測範囲

	代償性変化の予測範囲	範囲の限界値
代謝性アシドーシスの 呼吸性代償	$\Delta PaCO_2 = 1.0 \sim 1.3 \times \Delta$ [HCO_3^-]	$PaCO_2$ 15 Torr
代謝性アルカローシスの 呼吸性代償	$\Delta PaCO_2 = 0.5 \sim 1.0 \times \Delta$ [HCO_3^-]	$PaCO_2$ 60 Torr
呼吸性アシドーシスの 代謝性代償	慢性：Δ [HCO_3^-] $= 0.35 \times \Delta PaCO_2$ 急性：Δ [HCO_3^-] $= 0.1 \times \Delta PaCO_2$	慢性：[HCO_3^-] 42 mEq/L 急性：[HCO_3^-] 30 mEq/L
呼吸性アルカローシスの 代謝性代償	慢性：Δ [HCO_3^-] $= 0.4 \times \Delta PaCO_2$ 急性：Δ [HCO_3^-] $= 0.2 \times \Delta PaCO_2$	慢性：[HCO_3^-] 12 mEq/L 急性：[HCO_3^-] 18 mEq/L

慢性の呼吸性アシドーシスとは24時間以上続くもの.

クします（**表**）．予測の範囲からずれている場合は，別の一次性の酸塩基平衡異常が存在すると考えます．

【便利なマジックナンバー 15】
正常代償時の予測 $PaCO_2 =$ 実測 $HCO_3^- + 15$
※ pH 7.20 〜 7.50 の範囲内であれば，代謝性アシドーシス・代謝性アルカローシスの呼吸性代償を上記の式で判定可能

症例1では，一次性変化として代謝性アシドーシスが存在するので，$\Delta PaCO_2 = 1.0 \sim 1.3 \times \Delta$ [HCO_3^-]（Δ [HCO_3^-] $= 24 -$ 実測 HCO_3^-）を適用することができます（本症例はpH 7.14なので上記のマジックナンバーの適用はしていません）．

$\Delta PaCO_2 = 1.0 \sim 1.3 \times \Delta$ [HCO_3^-] $= 1.0 \sim 1.3 \times 15.5 = 15.5 \sim 20.15$ Torr です．

よって，正常代償時の予測 $PaCO_2 = 40 - \Delta PaCO_2 = 19.85 \sim 24.5$ Torr

今回の症例は，$PaCO_2$ 23.5 Torr と正常代償時の予測 $PaCO_2$ の範囲内であり，呼吸性代償は正常範囲にあると考えられます．

❹ 代謝性アシドーシスをみたら，アニオンギャップ（AG）を計算して，AG開大性代謝性アシドーシスの有無をチェックしよう

代謝性アシドーシスがわかったら，AGを計算します．$AG = Na - (Cl + HCO_3^-)$ で求められます．

本症例は，$AG = 131 - (89 + 8.5) = 33.5$ mEq/L とAGが上昇しており，AG開大性代謝性アシドーシスがあるといえます．

本症例は，アルコール依存症患者での，尿ケトン陽性・乳酸上昇を伴うAG開大性代謝性アシドーシスであり，臨床的にはアルコール性ケトアシドーシスを疑います．よって，AG上昇の原因は，ケトン体・乳酸（測定されない陰イオン）上昇によるものと考えられます．

❺ ❹でAG開大性代謝性アシドーシスの場合，ΔAG/ΔHCO₃⁻を計算して，合併する代謝性酸塩基平衡異常の有無をチェックしよう

次に，ΔAG/ΔHCO$_3^-$を計算します．

AG開大性代謝性アシドーシスがないと想定した場合のHCO$_3^-$の予測値を補正HCO$_3^-$といいます．

ΔAG/ΔHCO$_3^-$を計算することで，AG開大性代謝性アシドーシス以外の代謝性酸塩基平衡異常（AG正常性代謝性アシドーシスや代謝性アルカローシス）を合併していないかを調べます．

基本編（pp451〜460）で学んできたとおり，

ΔAG/ΔHCO$_3^-$＜0.8の場合，AG正常の代謝アシドーシスの合併を，

ΔAG/ΔHCO$_3^-$＞1.2の場合，代謝性アルカローシスの合併を

考えます．

本症例は，ΔAG/ΔHCO$_3^-$＝21.5/15.5＝1.38と1.2を超えているので，代謝性アルカローシスを合併しているといえます．本症例の代謝性アルカローシスは，嘔吐によるH$^+$の喪失が原因と考えられます．

❻ 血漿浸透圧ギャップ (serum osmolal gap) を計算して，血中の中毒物質の有無を確認しよう

原因不明のAG開大性代謝性アシドーシスがある場合や中毒物質を摂取した可能性がある場合には，血中の中毒物質の存在を確認するために血漿浸透圧ギャップを計算することが有用です．

血漿浸透圧を構成する分子は，正常の場合では，ほとんどが小分子の電解質，尿素，ブドウ糖です．Na以外の陽イオンとそれに伴う陰イオンは非常に少ないため，計算上無視すると，以下の式で血漿浸透圧を推定することができます．

> 血漿浸透圧の推定値 = 2 × [Na$^+$] + [血糖値] ÷ 18 + [BUN] ÷ 2.8

血漿浸透圧の実測値と推定値との差（浸透圧ギャップ）の**許容範囲は，約10 mOsm/L**です．この浸透圧ギャップが10 mOsm/Lを大幅に超えている場合には，上記の式では測定できない別の浸透圧物質が血中に存在することを示唆します．多くの場合，測定されない浸透圧物質はアルコール類（エタノール，メタノール，エチレングリコール）やマンニトール，グリセオール，パラアルデヒド，アセトンなどです．このうち，**メタノール，エチレングリコール，パラアルデヒド**は代謝性アシドーシスを呈します．

本症例の血漿浸透圧の推定値 = 2 × 131 + 73 ÷ 18 + 18 ÷ 2.8 = 272.4 mOsm/L であり実測の血漿浸透圧は300 mOsm/Lでした．本症例の血漿浸透圧ギャップは，27.6 mOsm/Lと10 mOsm/Lを大幅に超えており，アルコール依存の病歴からも測定されない浸透圧物質はエタノールの可能性があります．

2) 最終診断はアルコール性ケトアシドーシス

　以上より，本症例はアルコール依存症の患者さんの直近のアルコール摂取過剰，嘔吐，腹痛などの病歴に加えて，尿ケトン陽性，AG開大性代謝性アシドーシス，浸透圧ギャップの開大があることから，「アルコール性ケトアシドーシス」の症例と考えられます．

　アルコールを多量に摂取すると（毒物であるエタノールを早期に多量に代謝するために），好気性のミトコンドリア機能が抑制され，乳酸アシドーシス/ケトアシドーシスが生じます．また，飲酒に伴う糖質摂取不足・交感神経の亢進が，インスリン作用不足，グルカゴン作用増加状態も引き起こすため，ますますケトン体産生が亢進します．

　ケトン体は，アセト酢酸とβヒドロキシ酪酸からなり，相互に変換され，平衡状態にあります．尿定性検査は，アセト酢酸のみを検出しており，βヒドロキシ酪酸は検出しないことに注意が必要です．特に，アルコール性ケトアシドーシスでは，平衡状態がβヒドロキシ酪酸の方向へ傾き，βヒドロキシ酪酸の割合が高くなるため，尿ケトン陰性であるからといってアルコール性ケトアシドーシスを除外することはできません．

3　症例2の解答と解説

1) 症例をステップごとに考える

> 【②】の解答：ⓒ アニオンギャップ開大の代謝性アシドーシス
> 　　　　　　　＋代謝性アルカローシス＋呼吸性アルカローシス

❶ アシデミアかアルカレミアか？

　本症例は，pH 7.42であり，正常範囲です．

　ただ，上述したようにアシドーシスとアルカローシスが同程度存在する場合には，pHは正常範囲内になりうるので，pHが正常範囲だからといって酸塩基平衡異常がないというわけではありません．

❷ 酸塩基平衡異常をきたす一次性の酸塩基平衡異常は何か？

　本症例では，HCO_3^- 15 mEq/Lであり，代謝性アシドーシスが存在します．

❸ 呼吸性代償の範囲は適正か？

　本症例の予測$PaCO_2$ = 15 + 15 = 30 Torr

　もしくは，$\Delta PaCO_2$ = 1.0〜1.3 × ΔHCO_3^- = 1.0〜1.3 × 9 = 9〜11.7 Torr．予測$PaCO_2$ = 40 − $\Delta PaCO_2$ = 28.3〜31 Torrです．しかし，実測$PaCO_2$は24 Torrであり，呼吸性アルカローシスを合併していると考えられます．

❹ AGは開大しているか？

AG = Na − (Cl + HCO₃⁻) = 152 − (104 + 15) = 33 mEq/Lであり，AG開大性の代謝性アシドーシスが存在します。

ΔAG/ΔHCO₃⁻ = 21/9 = 1.4であり，1.2を超えているので，代謝性アルカローシスを合併していると考えられます。今回の代謝性アルカローシスの原因は，嘔吐によるH⁺の喪失が原因でしょう。

❺ AG開大性代謝性アシドーシスであれば，ΔAG/ΔHCO₃⁻，補正HCO₃⁻は？

補正HCO₃⁻ = 実測HCO₃⁻ + ΔAG = 15 + 21 = 36 mEq/Lであり，正常値のHCO₃⁻ 24 mEq/Lを超えていることから代謝性アルカローシスの合併が考えられます。今回の代謝性アルカローシスの原因は，嘔吐によるH⁺の喪失が原因でしょう。

2）最終診断はアスピリン中毒

本症例は，AG開大性代謝性アシドーシス（＋嘔吐による代謝性アルカローシス）と呼吸性アルカローシスを合併している症例でした。AG開大性代謝性アシドーシスと呼吸性アルカローシスを併発する代表的な病態は，敗血症とアセチルサリチル酸（アスピリン）中毒です（「アニオンギャップの開大する代謝性アシドーシスを考える」を参照，pp461〜470）。本症例は，病歴からアスピリン中毒と考えられます。

アスピリンはアセチルサリチル酸を含んでおり，内服すると体内で活性型のサリチル酸へ変換されます。サリチル酸は，細胞内ミトコンドリア機能を障害させ，乳酸やケト酸などの産生を増加させるため，AG開大性代謝性アシドーシスを引き起こします。また，サリチル酸は直接呼吸中枢を刺激することで，呼吸性アルカローシスを引き起こします。アスピリン中毒という一次性の原因に加えて，嘔吐や下痢など二次的に起こる事象によって，複数の代謝性酸塩基平衡異常を併発することもあります。本症例では，嘔吐に伴う代謝性アルカローシスを合併していました。

また本症例のように，代謝性障害はアシドーシスとアルカローシスを合併することがありますが，呼吸性障害は，アシドーシスかアルカローシスのいずれかしか起こりません。

文献

1）Berend K, et al：Physiological approach to assessment of acid-base disturbances. N Engl J Med, 371：1434-1445, 2014（PMID：25295502）

2）Narins RG & Emmett M：Simple and mixed acid-base disorders: a practical approach. Medicine（Baltimore), 59：161-187, 1980（PMID：6774200）

3）Rastegar A：Use of the DeltaAG/DeltaHCO3- ratio in the diagnosis of mixed acid-base disorders. J Am Soc Nephrol, 18：2429-2431, 2007（PMID：17656477）

4）McGuire LC, et al：Alcoholic ketoacidosis. Emerg Med J, 23：417-420, 2006（PMID：16714496）

5）「より理解を深める！体液電解質異常と輸液」（柴垣有吾／著），中外医学社，2007

6）「電解質輸液塾 改訂2版」（門川俊明／著），中外医学社，2020

7）「詳述！学べる・使える 水・電解質・酸塩基平衡異常Q＆A事典」（杉本俊郎／著），日本医事新報社，2019

Profile

堀川武宏 （Takehiro Horikawa）

東京ベイ・浦安市川医療センター 腎臓・内分泌・糖尿病内科
東京ベイ・浦安市川医療センター総合内科研修を修了後，同院 腎臓・内分泌・糖尿病内科フェローとして研鑽を続けています（2021年4月〜自治医科大学附属さいたま医療センター 腎臓内科へ異動となりました）．研修医の頃に勉強させていただいたレジデントノートに執筆させていただけて感慨深い思いです．

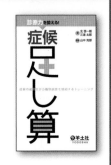

■ レジデントノート2021年6月号「血液ガス読み方ドリル」 回答記入用紙

今の力をチェックしてみよう！　　　　　　　　　　　　回答日：　　月　　日

		回答			回答
押さえておきたい 酸塩基平衡の基礎知識 (pp430〜444)	①		アニオンギャップ正常の 代謝性アシドーシスを 考える (pp471〜480)	①	
	②			②	
	③			③	
	④			④	
	⑤			⑤	
	⑥			⑥	
	⑦			⑦	
	⑧			⑧	
	⑨			⑨	
	⑩			⑩	
血液ガスはいつとるの？ どうとるの？ (pp445〜450)	①			⑪	
	②			⑫	
	③		代謝性アルカローシスから どう考えるか (pp481〜489)	①	
	④			②	
	⑤			③	
血液ガスデータの読み方の 型，よくある読み間違い (pp451〜460)	①			④	
	②			⑤	
	③			⑥	
	④		呼吸性障害による 酸塩基平衡異常 (pp490〜502)	①	
アニオンギャップの 開大する 代謝性アシドーシスを 考える (pp461〜470)	①			②	
	②			③	
	③			④	
	④			⑤	
	⑤			⑥	
	⑥			⑦	
	⑦		混合性障害による酸塩基平 衡異常（pp503〜510）	①	
				②	
			正解数		／53

0〜10点：まだまだ…　　11〜20点：もう少し　　21〜29点：もうひと踏ん張り
30点〜39点：あと一息　　40〜47点：この調子！　　48〜52点：できる！　　　　53点：バッチリ！

```
＊MEMO＊
```

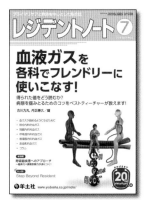
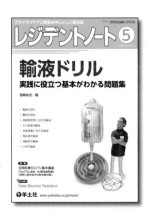
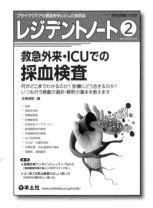

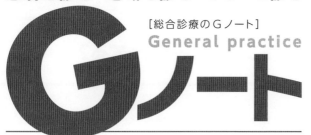
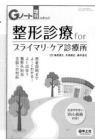

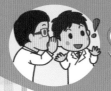

臨床検査専門医がコッソリ教える… 検査のTips!

シリーズ編集／五十嵐 岳（聖マリアンナ医科大学 臨床検査医学講座）

第51回 POCT機器のピットフォール…知ってる？

〆谷直人

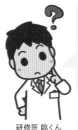

先生，低血糖症状で救急要請された患者さんで，救急隊員が指先部をアルコール綿で消毒後にPOCT機器で測定した血糖値が112 mg/dL だったのですが…救急外来に到着後，静脈血で測定した血糖値は47 mg/dL でした．この偽高値はどう考えたらよいのでしょうか…？

研修医 臨くん

測定方法（POCT機器と検査室分析装置），測定部位（指先部と静脈）の違いで，測定値がこれほど乖離することは考えにくいよね．そこで今回は血糖測定におけるPOCTのピットフォールについて勉強してみよう．

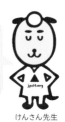

けんさん先生

 解 説

指先部は汚染されている！？

　POCT（point-of-care testing）は，被検者の傍らで医療従事者が行う検査あるいは被検者自らが行う検査で，検査時間短縮および検査結果がその場でわかるというメリットがあるよ．POCT機器による血糖測定の多くは，SMBG（self monitoring blood glucose：自己血糖測定）機器と同じように指先部穿刺血液で検査が行われている．しかし，日常生活における指先部は，果物，菓子類を摘まんだり，ハンドクリームなどを塗ったりしているために何らかの物質で汚染されていることが多いんだ．例えば，柿果肉を摘まんだ後の指先部で血糖測定をすると…

① コントロール	→	126 mg/dL
② 何の消毒もせずそのまま測定	→	287 mg/dL
③ アルコール綿による消毒後に測定	→	188 mg/dL
④ 油分除去，糖分除去，皮膚消毒後に測定	→	127 mg/dL

　このような報告[1]があるくらい差が生じてしまうんだ．アルコールと水のブドウ糖溶解度を比較すると，アルコールは水の1/850しかブドウ糖を溶解しないので，**指先部に付着しているグルコースはアルコール消毒しても十分に除去できないんだ**．なので，アルコール消毒したとしてもブドウ糖は偽高値となるので注意が必要だよ．また，穿刺部位にアルコールが残っていると溶血を起こすことがあるから，アルコールを滅菌ガーゼで拭き取ってから穿刺してね．

きちんと汚染除去するには？

　手洗いができる場合は，石鹸でよく手洗いを行うことで糖分は除去されるから，その後アルコール綿で消毒してから採血して測定しよう．手洗いができない場合は，最初にアルコール綿で

拭く（油分除去）→ 水を含むガーゼで拭く（糖分除去）→ 再度アルコール綿で拭く（皮膚消毒）ことで汚染成分の影響を少なくすることが可能だよ.

A）揉み出し法（指先部）

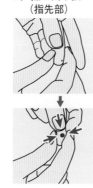

B）押し出し法（指先部）

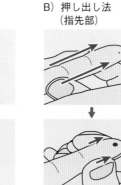

C）絞り出し法（手のひら小指球部）

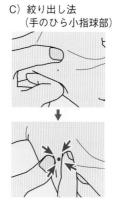

● 正しい採血方法は？

図を参照いただければと思うんだけれど，採血方法には「揉み出し法（指先部），押し出し法（指先部），絞り出し法（手のひら小指球部）」の

■図■ POCT機器による血糖測定での採血方法
文献2より作成.

3つがある．これらの方法を ① 血糖値，② ヘマトクリット，③ 溶血に関し，SMBG法と比較した検討[2] がある．結果は下記のようになったんだ.

① 血糖値：揉み出し法と絞り出し法において血糖値の変動がみられた
② ヘマトクリット：揉み出し法と絞り出し法で明らかな低値
③ 溶血：揉み出し法と絞り出し法では溶血を生じていた

誤った測定結果が診断，診療に供されることは許されないため，指先部からの正しい採血法である「押し出し法」を理解してもらい，正しい方法で検査してもらうことはとても重要なことだよ！

今月の Tips!

誤った測定結果を診断，診療に使わないよう，POCT機器は正しく取り扱うようにしてね！

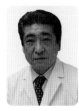

参考文献
1）山崎家春：血糖測定におけるPOCTのピットフォール. 日本臨床検査医学会誌, 67：1257-1263, 2019
2）山崎家春：POCTにおける検査前段階のクオリティマネージメント. 日本臨床検査医学会誌, 63：210-217, 2015

※日本臨床検査医学会では，新専門医制度における基本領域の1つである臨床検査専門医受験に関する相談を受け付けています．専攻医（後期研修医）としてのプログラム制はもちろん，一定の条件を満たすことができれば，非常勤医師や研究生としてカリキュラム制でも専門医受験資格を得ることが可能です．専攻した場合のキャリアプランならびに研修可能な施設について等，ご相談は以下の相談窓口までお気軽にどうぞ！！
日本臨床検査医学会 専門医相談・サポートセンター E-mail：support@jslm.org

※連載へのご意見，ご感想がございましたら，ぜひお寄せください！また，「普段検査でこんなことに困っている」「このコーナーでこんなことが読みたい」などのご要望も，お聞かせいただけましたら幸いです．rnote@yodosha.co.jp

今月のけんさん先生は…
国際医療福祉大学熱海病院の〆谷直人でした！
2020年1月から日本臨床検査専門医会の会長を務めています．若い先生が入会してくれることを望んでいます．また，2020年11月に日本臨床検査同学院の第1回POCT測定認定士資格試験が行われ，試験実行委員長を務めました．POCTを利用する先生はぜひトライしてください！

日本臨床検査医学会・専門医会 広報委員会：
五十嵐 岳，上蓑義典，江原佳史，尾崎 敬，木村 聡，久川 聡，高木潤子，田部陽子，千葉泰彦，常川勝彦，西川真子，増田亜希子，山本絢子

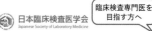
日本臨床検査医学会
Japanese Society of Laboratory Medicine
日本臨床検査専門医会

臨床検査専門医を目指す方へ

病棟コールの対応、おまかせください！

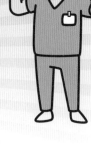

当直明けの振りかえりで力をつける！

当直中，突然やってくる病棟からのコール．
どんなときでも慌てずに，自信を持って対応するためのポイントをやさしく解説します．

藤野貴久
聖路加国際病院 内科

第3回 発熱に対応しよう①

はじめに

　今回から2回にわたって病棟患者の発熱への対応を学びましょう．研修医の先生方は何回も発熱のコールで呼ばれて，対応に慣れてきたころでしょう．しかし慣れてきたときこそ，落とし穴に注意です．自問自答してみましょう．「自分の発熱対応の方針を言語化できるか？」「入院患者の発熱の鑑別疾患をすぐに述べることはできるか？」「鑑別疾患を念頭に置いて，病歴聴取や診察をして，検査の計画やマネジメントができるか？」そのように言われると，詰まってしまう方がほとんどではないでしょうか．安心してください．2回の連載で，自信をもって発熱対応ができるようになります！今回もチーフレジデント（CR）と初期研修医1年目の先生（J1）のやり取りを見ていきましょう．

■ 当直明けのJ1が内科医局CR席へやってくる

J1：CR先生，お疲れさまです．今日もへとへとですが，当直の振り返りをお願いします！

CR：お疲れさまだね．少しは内科当直に慣れてきたかな？

J1：当直の流れなどはわかってきましたが，どんな内容のコールでもまだまだ怖いです….

CR：そうだね．その怖さはとっても大切だよ．年次や当直を重ねるごとに恐怖心はなくなっていくんだけど，同時に当直対応が甘くなっていく傾向がある．今の恐怖心を胸にしっかり刻んで，学んでいくとよいよ！

J1：はい！早速質問なのですが，発熱で当直コールとなった85歳女性の患者さんの対応を振り返りたいです．

CR：いいね．今回の症例も，よくある典型的な症例で学習すべき点が多いよ！

症例　85歳女性．5年前に脳出血を発症し以後は寝たきりのADLである．栄養目的で胃瘻が造設されている．そのほかの既往歴には，2型糖尿病，高血圧，脂質異常症，くり返す誤嚥性肺炎による入院歴がある．また神経因性膀胱に対して持続膀胱留置カテーテルが留置されている．

入院前日から活気不良となり，入院当日に訪問看護師がバイタルサイン測定をした際に38.2℃の発熱，意識障害（普段JCS I-3 → 搬送時JCS III-100）を認めたため当院へ救急搬送となり，左下腿蜂窩織炎の診断で総合内科へ入院となった．入院時から抗菌薬としてセファゾリンの投与（1回1g8時間ごと）を開始した．以後は徐々に解熱傾向となり，意識レベルも普段と同じレベルに改善した．

入院6日目，21時のバイタルサイン測定で38.6℃の発熱を認めたため，内科当直コールとなった．その際のバイタルサインは以下の通り．

意識JCS I-3，体温38.6℃，血圧160/70mmHg，脈拍数110回/分，整，呼吸数24回/分，SpO$_2$ 96%（室内気）

■ 内科医局CR席にて

CR：J1先生はどのように考えて，どうアプローチをしたかな？

J1：まずはABCの評価と緊急性の判断をしました．発語可能でSpO$_2$低下はなく，呼吸促迫もなかったのでAirwayとBreathingはクリアしています．Circulationに関しては，血圧は保たれており，頻脈も発熱で説明可能なので緊急性は低いと判断して，腰を据えて発熱の鑑別に進もうと考えました．

CR：とてもよいね．どんなときもABCと緊急性の評価をするのは忘れないようにしよう．慣れてきたときこそ，落とし穴に嵌りやすいからね．ただひとつ，Circulationの評価に関しては甘いかもしれないよ．

J1：でも血圧はむしろ高いくらいだし…．あ！普段よりも高いのが問題なのでしょうか．

脈圧に注目しよう

　　血圧低下は誰でもわかる緊急事態ですが，**血圧上昇**は思考停止に陥りやすいです．理由としてはその緊急性がわかりづらいことがあげられるでしょう．例えば，「収縮期血圧上昇＋徐脈＋意識障害」などがあれば頭蓋内疾患を思い浮かべやすいかと思います．しかし本症例のように徐脈でもない，意識障害もない，症状も聴取しにくいといった状況での高血圧はどう評価していますか．私は，いつも**脈圧に注目**しています．

● 発熱患者の脈圧が大きい血圧上昇は注意！ 安易に解熱しない！

脈圧に注目できている研修医はほとんどいないように思います．脈圧が大きいというのは，次に示すような基準があります[1]．

> 収縮期血圧－拡張期血圧＞収縮期血圧の50%

脈圧が大きい，または上記の基準を満たしていなくても普段の脈圧よりも大きい場合は血圧低下していなくても準緊急として対応すべきです．

なぜ「脈圧が大きいこと」が緊急性につながるのでしょうか．理由は「脈圧が大きい＝心拍出量が上昇＝体内でカテコラミンが放出されるような状態」だからです．脈圧の変化に注目することで，患者の重症度や緊急性を評価することができます．もともと，大動脈弁閉鎖不全症がある場合は脈圧が普段から大きいですが，その場合は脈圧の変化を確認しましょう．

特に発熱患者の脈圧上昇＋血圧上昇は，敗血症の徴候かもしれません．適切なマネジメントが行われなければその後，敗血症性ショックに陥る可能性があります．またそのような患者に安易に解熱薬を投与すると，血圧低下をきたすことがあります．これは解熱薬によって発熱のみ改善してカテコラミン分泌が下がってしまい，敗血症による血管拡張の病態のみが残るためと考えられます．

ただ発熱は意識のある患者にとってとても不快な症状です．前述のことに注意して解熱後も慎重に経過をみるようにしましょう．ほかの当直対応で忙しいなら，せめて短めの間隔でのバイタルサイン測定を看護師にお願いするとよいです．

■ 内科医局CR席にて

J1：これまで血圧は低下していなければ，注意深くみていなかったかもしれません．今後，脈圧にも注意してみていきます！

CR：それができるようになると救急外来での初期アセスメントにも深みが出るよ．

J1：はい！ 症例の続きなのですが，次は熱源を探すために診察をしました．また血液検査と尿検査，胸部X線写真もオーダーしました．

CR：基本的な発熱の熱源精査（Fever work up）ができているね．先生の頭のなかでは，どんな軸を置いて，どんな鑑別疾患を思い浮かべていたのかな？

J1：そうですね，肺炎や尿路感染症や，あとは薬剤熱とかですかね．発熱だけでは無限に鑑別があげられる気がして，とにかく所見をとることばかりに集中していました．

CR：そうだね．多くの研修医の先生が，同じように考えるだろうね．ただ，入院患者の新規発熱という観点ではもう少し鑑別疾患が絞られるんだ．また重要な診療の軸もあるから，おさらいしていこう．

入院患者の発熱は「感染症か否か」が重要な軸！

　発熱の病棟対応では「**感染症か否か**」の軸が非常に重要です．後ほど入院患者の非感染性発熱の鑑別疾患を述べますが，その鑑別疾患を考える前に**必ず感染症を検討します**．

　理由は単純で，感染症は抗菌薬治療が遅れると重症化しやすいからです．例えば敗血症から敗血症性ショックに至る可能性があり，時には一晩のうちに重症化する場合もあります．

● 鑑別疾患に入る前に qSOFA score の評価

　感染症が重要であることは先ほど強調しました．その理由が敗血症の危険性があるからだとも述べましたね．ではまず行うべきことは何でしょうか？　そうです，前述のABCの評価とともに qSOFA score をチェックすることです．これが陽性なら敗血症に至っているものとして Work Up のギアを上げる必要があります．深くは取り上げませんが，**表1**に qSOFA score をまとめておきますので復習しておいてください．

● 院内発症の感染症：CUPS

　入院患者で新規の感染症が起こるとすると頻度が多い疾患は決まっています．それらの疾患にフォーカスしたカルテレビュー，診察や検査を行えば短時間でも適切なマネジメントができるので，**表2**にまとめました．英語の名称の頭文字をとって CUPS（カップス）と覚えておいてください．これは筆者オリジナルです．

● 院内発熱の 6D

　入院患者の新規発熱において，一般感染症以外で頻度の多い疾患をまとめて**表3**で覚えてしまいましょう．Dでまとめられることが多く，6つや7つ，8つあると教えられる場合がありますね．今回は，感染症で多い原因をCUPSで覚えているので，それら以外の忘れやすい疾患を"6D"として覚えてしまいましょう．この2つのゴロ合わせで Work Up が非常にスマートになりますし，忙しい当直中でもすっきりと漏れなく考えることができます．6Dについてはあまり馴染みがない方もいると思いますので，少し詳しく取り上げましょう．

表1 ● qSOFA score

意識変容
呼吸数 ≧ 22回/分
収縮期血圧 ≦ 100 mmHg

以上の項目の内，2項目を満たす場合には敗血症として対応する．
＊これらはICU以外での適応とする．ICUに準ずる場ではSOFA
　score を使用する．

表2 ● 院内発症の感染症：CUPS

	カテーテル関連血流感染症 / 血栓性静脈炎：catheter-associated blood stream infection / thrombphlebitis	尿路感染症：urinary tract infection	肺炎：pneumonia	皮膚軟部組織感染症：soft tissue infection
背景 / 危険因子	・中心静脈カテーテル留置 ・TPN ・末梢カテーテルでも発症しうる	・膀胱留置カテーテル ・女性	・栄養開始後 ・人工呼吸器 ・嚥下機能低下 ・せん妄	・長期の安静 ・褥瘡
カルテレビュー	・カテーテルの留置期間や交換頻度	・膀胱留置カテーテルの留置期間 ・食事摂取量の低下 ・尿回数の増加	・栄養を増量した直後など ・痰の量 ・呼吸数の経時的な増加	・褥瘡の有無 ・外傷の有無
診察	・挿入局所の炎症徴候 ・末梢カテーテル挿入血管の硬結	・排尿時痛 ・嘔気嘔吐 ・前立腺の圧痛（男性）	・頻呼吸 ・呼吸音の左右差 ・ラ音の有無	・全身をくまなく視診・触診 ・背部，特に仙骨部は褥瘡の好発部位
検査	・エコーでの血栓の有無 ・培養：血液，カテーテル先端	・尿検査 　・白血球エステラーゼ反応 　・亜硝酸塩の有無 　・グラム染色 ・培養：尿と血液	・胸部画像検査 ・肺エコー検査で胸水や無気肺，PLAPS ・培養：痰と血液	・壊死性皮膚軟部組織感染症が疑われるならCTでの炎症やガス像の確認 ・エコー検査でも皮下組織の炎症は評価可能 ・培養（血液，皮膚表面など）は不要

PLAPS：posterolateral alveolar and/or pleural syndrome，TPN：total parenteral nutrition（中心静脈栄養）.

表3 ● 院内発熱の6D

Debris	胆嚢炎
*Clostridioides **D**ifficile* infection	CD感染症
Deep abcess/hematoma	深部膿瘍 / 血腫
Pseu**d**o gout/Gout	偽痛風 / 痛風
Deep Venous Thrombosis	深部静脈血栓症
Drug	薬剤熱

① Debris：胆嚢炎

　　長期の絶食で胆嚢が収縮できないことなどが原因で発症します．そのほかの危険因子としては，セフトリアキソンの使用がPitfallとなりやすいです．1日2g以上の使用では特に起こりやすいので注意しましょう[2].

② CD infection：CD 感染症

　感染症の1つですが，意外と忘れやすい原因なのであえて6Dの方で説明します．危険因子は言わずもがな，抗菌薬の使用です．発熱患者を診たら，下痢の有無と回数の変化などを確認しましょう．数年前までは治療の第一選択薬は安価なメトロニダゾールの内服でしたが，再発率が多いことなどから，バンコマイシンの内服が第一選択に取って代わっています．ぜひIDSAのガイドラインに1度目を通しておいてください[3]．CD感染症はすべての診療科で起こりうる入院患者のCommon diseaseです．疑った場合には，便のGDH抗原＋CD toxin検査を行います．

③ Deep abcess / hematoma：深部膿瘍 / 血腫

　こちらは鑑別に入れておかなければ診断が非常に困難な疾患です．特に腸腰筋に膿瘍も血腫もできやすい特徴があります．診察時に可能ならPsoas sign（左側臥位で右下肢を伸展させたまま股関節を過伸展させたとき，右下腹部に痛みが誘発される徴候）などの所見をとりましょう．これらの診察が難しいときでも，非侵襲的に腸腰筋の異常を知ることができます．腸腰筋に異常がある場合，仰臥位時に患側の股関節が外転し，膝関節が屈曲します．これを契機に膿瘍や血腫を発見できたとしたら，優秀です！血腫はヘパリンやワルファリン，直接経口抗凝固薬（いわゆるDOAC）を使用している場合には常に危険があります．過去の報告ではヘパリン使用患者での報告が多いです．腸腰筋内の血腫は圧力が高まりやすいため緊急の出血が起こることは稀ですが，数日〜数週間の経過で貧血の進行と解熱しない発熱が遷延している，という病歴が多いと思います．

④ Pseudo gout / gout：偽痛風 / 痛風

　馴染みがある研修医の先生方も多いでしょう．特にピロリン酸カルシウム血症が沈着して発症する偽痛風は入院患者で頻度が多いです．理由は安静がリスク因子となるからです．特に大関節（膝，肩，肘など）は毎回しっかりと診察しましょう．関節液が貯留しているなら関節穿刺を行い，結晶の存在を確認します．常に化膿性関節炎との鑑別となるので培養検査と血球数も忘れずにオーダーしましょう．関節液を抜くだけでも疼痛はかなり改善することが多く，治癒が早くなる印象があります．治療はNSAIDsによる抗炎症治療や，NSAIDsが使用できない場合は短期間のステロイド療法も適応となります．

⑤ Deep venous thrombosis，DVT：深部静脈血栓症

　これは第2回（2021年5月号）でDVT/PTEを扱った際にも触れましたね．安静，感染症などによる炎症，癌の存在など，入院患者はDVTの高リスク群であることを認識しておきましょう．Well's criteriaなどについては第2回を復習しておいてください．発熱の対応としてDVTを疑った場合にはD-dimer測定と下肢エコーを行います．下肢エコーは下肢静脈全体を評価するwhole-leg strategyと大腿静脈と膝窩静脈の近位静脈のみ評価する2-point strategyがあります．陰性であった場合，どちらの方法も3カ月以内の症候性静脈血栓症の発症率は変わらなかったとする前向き試験があり，ベッドサイドで行うならば簡単で習得しやすい2-point strategyをお勧めします[4]．血栓がエコーで指摘できた場合には，抗凝固療法を行いますが，そちらの解説は成書に譲ります．

⑥ Drug：薬剤熱

　　入院患者は使用している薬剤数が多いため頻度が高いです．入院してから開始された新規薬剤はすべて確認しましょう．特に抗菌薬と抗痙攣薬は注意が必要です．発熱までの期間は重要な情報ですが24時間から数カ月と幅がありますので診断の決定打とはなりません．皮疹と比較的徐脈もよく言われる薬剤熱の特徴ですが，それぞれ薬剤熱全体の18％以下と10％以下にしかみられなかったとする報告もあります[5]．なので疑った薬剤を変更または中止してみるしかないのです．

　　主治医としてではなく当直医としては，薬剤熱以外の原因である可能性が低いならば，薬剤への介入はせず，**患者の症状に応じて解熱対応として翌日までつなぐことが多いです**．薬剤熱自体で致命的になることは，ほかの原因と比較して圧倒的に低いからです．また主治医チームが試行錯誤している薬剤を当直医が中止するということも，臨床現場が混乱する原因です．なのであくまで当直医としての適度な介入というものも学びましょう．

症例

病歴聴取・カルテレビュー：抗菌薬はセファゾリンを継続中で，入院時の血液培養から *Streptococcus agalactiae* が4/4本で検出されていた．下痢はなし．セファゾリン以外に新規薬剤投与はなし．DVT予防として間欠的下肢圧迫療法を施行中であった．入院後に新規の褥瘡の発症はなし．

身体診察：眼瞼結膜に蒼白なし，眼球結膜に黄染なし，副鼻腔の叩打痛なし，口腔内に異常なし，舌は湿潤，呼吸音に左右差はなく，ラ音なし，心音整，過剰心音なし，心雑音はなし，腹部平坦，軟，蠕動音は良好，圧痛なし，Murphy徴候は陰性，CVA叩打痛なし，脊柱叩打痛なし，左下腿に軽度の発赤と浮腫があるも入院時から改善傾向，水疱形成や感覚障害，発赤を超えた圧痛なし．炎症徴候のある関節はなし．左前腕の末梢カテーテル刺入部位に発赤と圧痛，硬結を認めた．

血液検査：WBC 12,000/μL，RBC 400万/μL，HGB 11.2 g/dL，MCV 87.5 fL，PLT 20.4万/μL，ALB 3.5 g/dL，BUN 18 mg/dL，Cr 0.7 mg/dL，T-Bil 0.2 mg/dL，ALP 350 U/L，AST 25 mg/dL，ALT 22 mg/dL，γ-GTP 30 U/L，CK 18 U/L，Na 135 mEq/L，K 4.0 mEq/L，Cl 99 mEq/L，CRP 8.9 mg/dL，PT-INR 1.01，APTT 25 sec，D-dimer 1.2 μg/mL

尿検査：黄色透明，潜血反応（−），蛋白（−），白血球エステラーゼ反応（−），亜硝酸塩（−），ウロビリノーゲン（−）

ベッドサイドエコー検査：肺エコーでは胸水なく，PLAPSもみられない．下肢の2-point studyでは血栓なし

胸部X線写真：ポータブル写真，A-P像，骨軟部陰影に異常なし，肺野には明らかな異常なし，両側の肋骨横隔膜角と心横隔膜角は鋭

■ 内科医局CR席にて

J1：カルテレビューや診察，検査所見はこんな感じでした．

CR：素晴らしいね．鑑別がちゃんと頭に浮かんでないと，こんなにピンポイントな診察はで

きないよね.

J1：ありがとうございます！ でも下痢の有無，カテーテル刺入部や，エコー所見など上級医の先生に聞かれて気づいた点も多くて反省しています.

CR：その反省が次につながるよ. きっと今後はそれらの事項を聞き忘れることもないだろうしね. その後はどうマネジメントしたのかな？

J1：第1に感染症として対応することにして，CUPSのなかでもカテーテル関連血流感染症を第1の鑑別と考えました. 末梢カテーテルからは逆血がなかったので，ほかの部位から穿刺して2セットの血液培養を採取し，末梢カテーテルを入れ替えました. 末梢カテーテルの先端の培養も提出しています. 抗菌薬は上級医と相談して，入院後72時間以上経過していることからセファゾリンをセフェピムに変更してさらにバンコマイシンを追加しました.

CR：とても適切な対応だね. 抗菌薬はセフェピムではなくセフトリアキソンやセフォタキシムなど緑膿菌カバーは外してもよかったかもしれないけど，それは全身状態や過去の培養歴しだいなので後からとやかく言うのは無粋だね.

■ 当直から3日後，内科医局CR席にて

J1：CR先生！ 昨日，一緒に振り返っていただいた発熱の症例なのですが.

CR：お？ ちゃんとその後も経過を追っていたんだね. 偉い！ 自分が経験した症例はIDなどをエクセルなどにまとめて振り返ることを忘れないように. そうすると，自分の対応がその後どう活きたのか，結局診断は何だったのかがわかって，とっても勉強になるからね！

J1：以前にCR先生に指導していただいて以来，ずっとそうしています！ 1つ1つの症例で自分が成長していることが実感できてよいです！ ところで症例なのですが，血液培養からメチシリン耐性のCoagulase-negative *Staphylococcus*（CNS）が4/4本で検出され，カテーテル先端培養からも同一の菌種が検出されたようです！ 末梢カテーテルのCNSによるCRBSIとしてバンコマイシンを7日間程度投与して終了するみたいで，すでに患者は解熱して経過良好です！

CR：よく出くわす，教育的な症例だったね. J1先生の対応が救ったといっても過言ではないよ.

J1：研修がはじまって，ずっと無力感に苛まれていたんです. 何をやっても至らないことや勉強が足りないことが多くて. でも今回のような症例で自分の医療が適切であったとわかると自信も出てくるし，医師になってよかったなと心から思います！

CR：調子が出てきたね！「若いころは苦労は買ってでもしろ」と言われるけれども，私はその苦労をより活かすことができるというのも重要なスキルだと思うんだ. そのためには丁寧な症例の振り返りが欠かせない. ぜひわれわれCRや上級医を利用して，実力を伸ばしていってね.

本症例の振り返り

　いわゆるカテーテル感染による発熱の症例を経験しました．同様の症例を経験したことのある方々は多いでしょう．バイタルサインから当初は敗血症を疑い，感染症を軸に対応を進めていきました．もちろん，6Dも忘れずに．結果として血液培養の採取と抗菌薬投与という適切な対応を取って，患者はよい経過をたどっています．末梢カテーテルのみならず，すべての挿入物をチェックするように心がけましょう．患者と自分自身を救う近道です．

おわりに

　発熱の対応は，SpO_2低下や血圧低下などと比較して頻度が高いけど，緊急性は低いので対応がおざなりになりがちですね．しかし今回まとめた考え方と鑑別疾患を軸に診療すれば，頭のなかをすっきりと，見落としを少なく対応ができます．ぜひ何回でも復習してください．次回は応用編を学びますので乞うご期待！

Column：UpToDateを活用しよう！ 完璧はめざさない！

初期研修医の先生方もご存じでしょう．UpToDateとは，世界の専門家たちが書いたNarrative reviewを集めた2次資料のことです．このサービスが素晴らしいのは，どこからでもアクセスできること，比較的情報更新が早いこと，引用文献の量と質が適切であること，内科外科問わずに収録されていること，などあげたらキリがありません．非常に便利な反面，英語でありかつ記事のVolumeが多いので読み切れずに挫折する方も多いのではないでしょうか．

解決策の1つとして，私が後輩に伝えているのは使い方のメリハリをつけることです．例えば，「ある疾患Aを診断したいときに，どんな検査をすればよいのか」を知りたいときに，疾患Aの記事をすべて読むのは，忙しい病棟業務の間では億劫ですね．そこで，まず「Summary & Recomendation」という項目のみに目を通します．これはすべての記事にあり，左のカラムから1ボタンで飛んでいけます．そこを読んでみて答えがあった場合，それ以上は読まずに，リーディングリストやTask管理アプリにメモを残す程度に抑えて，臨床に適応します．これなら検査や治療をする前に，何時間もUpToDateを読んでいたなんてことにはなりません．夜や休みの日などにゆっくりと読めばよいのです．本文にもあった，CD感染症の診断の流れなどは，UpToDateの記事にわかりやすいフローチャートがあります．これを見るだけでも，十分に検査を進めることが可能です．時間のあるときに背景の研究や，それぞれの詳細な検査特性を調べればよいのです．

英語やUpToDateに慣れてきたら，少しずつ読む範囲を広げていくというやり方をお勧めします．

\Take home message/

■ 発熱の対応でも，まずは ABC の評価！ qSOFA score で敗血症かどうかも見極めよう！

■ 入院患者での発熱診療は感染症か非感染症かを軸に対応しよう！

■ 感染症の「CUPS」と，見落としやすい「6D」でもれなく鑑別しよう！

◆ 引用文献

1）「サパイラ 身体診察のアートとサイエンス 第2版」（須藤 博，他/訳），医学書院，2019
2）A Yamabe, et al：Ceftriaxone-associated Pseudolithiasis in the Gallbladder and Bile Duct of an Elderly Patient. Intern Med, 59：2725-2728, 2020（PMID：32669492）
3）McDonald LC, et al：Clinical Practice Guidelines for Clostridium difficile Infection in Adults and Children：2017 Update by the Infectious Diseases Society of America（IDSA）and Society for Healthcare Epidemiology of America（SHEA）. Clin Infect Dis, 66：e1-e48, 2018（PMID：29462280）
4）Ageno W, et al：Analysis of an algorithm incorporating limited and whole-leg assessment of the deep venous system in symptomatic outpatients with suspected deep-vein thrombosis（PALLADIO）：a prospective, multicentre, cohort study. Lancet Haematol, 2：e474-e480, 2015（PMID：26686257）
5）Mackowiak PA & LeMaistre CF：Drug fever：a critical appraisal of conventional concepts. An analysis of 51 episodes in two Dallas hospitals and 97 episodes reported in the English literature. Ann Intern Med, 106：728-733, 1987（PMID：3565971）

◆ 参考文献

1）「On Call Principles and Protocols」（Shane M, et al, eds）, Elsevier, 2016

Profile

藤野貴久（Takahisa Fujino）
聖路加国際病院 血液内科
2016年福岡大学卒，2017年度ベストレジデント，2019年度内科チーフレジデント，2020年度ベストティーチャー．
自分が初期研修中は当直コールへの対応を体で覚えることで精いっぱいでしたが，現在では病態生理と組合わせて，頭も体も同時にフル回転させることが重要であると痛感する日々です．この連載を通して，皆さんの臨床の手助けになれば幸いです．

画像診断ワンポイントレッスン Part3

本コーナーでは画像診断のとっておきのポイントについて，放射線科の指導医と若手医師，そして初期研修医の3人によるカンファレンス形式で解説していきます．

第7回 COVID-19の肺外病変をマスターする！

髙松佑一郎，扇 和之

● カンファレンス

指導医：今回は世界中で流行が続いているCOVID-19について勉強していきましょう．

研修医：COVID-19なら先日勉強しましたよね〔連載第6回（2021年4月号）参照〕．発症後の日数に応じてすりガラス影→crazy-paving appearance→器質化肺炎様所見というように画像所見が変化するんですよね．

若手放射線科医：前回お話ししたのはCOVID-19肺炎についてでしたね．今回は肺外病変について勉強していきます．

研修医：肺外病変？

指導医：COVID-19は肺炎だけが注目されがちだけれど，実は肺外病変がとても重要なんだ．

若手放射線科医：肺外病変をしっかりコントロールできるかどうかで，患者さんの予後も大きく変わっていきます．

◀ COVID-19の中枢神経病変

若手放射線科医：それでは最初の症例をみていきましょう．所見はいかがでしょう？

症例1 **60歳代，男性．** 突然の呂律困難と右上肢麻痺が出現．頭部MRIが施行された．

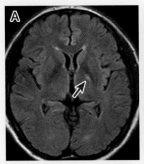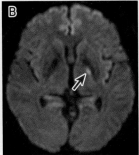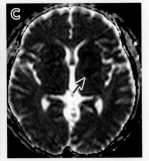

図1　頭部MRI
A）FLAIR，B）拡散強調画像，C）ADC map.

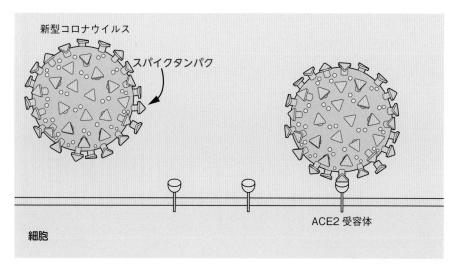

図2　新型コロナウイルスのスパイクタンパクと人間の細胞表面のACE2受容体
文献 1，2 を参考に作成.

研修医：はい．左の内包後脚にFLAIRで高信号域が認められます（**図1A→**）．拡散強調画像
　　　でも高信号を示し（**図1B→**），ADC map（見かけの拡散係数マップ）でも拡散制限を示
　　　しているようです（**図1C→**）．急性期脳梗塞の所見ですね.

若手放射線科医：その通りです．この症例は同日施行された胸部CTで肺炎も認められ，PCR
　　　検査でCOVID-19と診断されました.

研修医：この脳梗塞がCOVID-19と何か関係あるんですか？

指導医：脳梗塞は，COVID-19における重要な中枢神経病変の1つだね.

若手放射線科医：COVID-19では「凝固異常」が起きるんです.

指導医：血管内皮細胞にもACE2受容体が発現しているからね.

研修医：ACE2受容体？

若手放射線科医：新型コロナウイルス（SARS-CoV-2）は表面にスパイクタンパク（spike
　　　protein）の突起をもっていて，それが人間の細胞のACE2受容体に結合することで感染す
　　　るといわれています（**図2**）[1, 2].

指導医：それではACE2受容体の全身での分布をみてみましょう（**図3**）.

研修医：うわっ！組織がいっぱい書いてありますね.

指導医：同じ食道でも，粘膜と筋層とではACE2受容体の発現率が異なるので，細かく記載さ
　　　れているね.

若手放射線科医：文献で報告されているさまざまなデータを集めたもので，これが全体像を完
　　　璧に表しているというよりも，現時点でわかっている分布ということになります.

**指導医：このACE2受容体を「足掛かり」にして，新型コロナウイルスは全身どこにでも入
　　　りうるということだね.**

研修医：肺はどれでしょう？

指導医：肺は右から19番目，■■■で示したところだね（**図3**）.

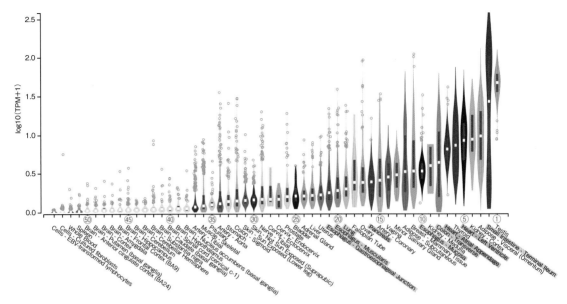

図3　全身の種々の組織におけるACE2受容体の発現率
GTExポータルサイトより作成.
https://gtexportal.org/home/gene/ACE2#geneExpression
The Genotype-Tissue Expression（GTEx）Project was supported by the Common Fund of the Office of the Director of the National Institutes of Health, and by NCI, NHGRI, NHLBI, NIDA, NIMH, and NINDS. The data used for the analyses described in this manuscript were obtained from the GTEx Portal on 02/10/2021.

研修医：あれ？　肺が一番多いのではないんですか？

若手放射線科医：肺よりもACE2受容体の分布が多い組織や臓器はいくつかあるようです.

研修医：そうか！　新型コロナウイルスを吸入すると，最初に到達するのが肺なんですね…つまり肺は新型コロナウイルスに曝露しやすい.

若手放射線科医：そういう要素はあるでしょうね.

指導医：「新型コロナウイルスを吸入すると，最初に曝露しやすい」という意味では，嗅神経もそうだね.

若手放射線科医：ええ.　COVID-19肺炎がなくても，嗅神経に新型コロナウイルスが感染して嗅覚障害を生じている例もあるようです.

指導医：そういう症例では，MRIで嗅神経が腫脹したり，異常信号を呈したという報告もあるようだね[3, 4].

研修医：なるほど.

若手放射線科医：嗅神経の異常は新型コロナウイルスが直接感染することによるものでしょうが，中枢神経病変には直接感染する以外の原因もあります.

研修医：「直接感染する以外の原因」？

指導医：図4のMRIをみてみよう[5].

研修医：うわ！　インフルエンザ脳症みたいですね.　両側視床にFLAIRで高信号域（➜）が….

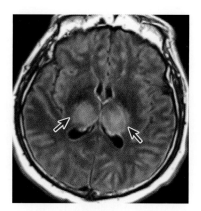

図4　頭部MRI（FLAIR）
文献5より転載.

指導医：その通り．インフルエンザの急性壊死性脳症みたいだね．

若手放射線科医：実はインフルエンザの急性壊死性脳症と同じ機序が働いているんです．

研修医：同じ機序？

指導医：サイトカインストームだね．

若手放射線科医：ええ．つまりウイルスが直接は脳に感染していなくても，ウイルス感染に対して人体のサイトカインが過剰に反応して（嵐，すなわちストーム），脳が障害を受けてしまうんです．

研修医：**インフルエンザ脳症と「同じ機序」だから，同じような画像所見が出るんですね．**

指導医：そう．いいところに気づいたね．

若手放射線科医：さらに脳が障害を受ける原因は，ウイルスの直接感染とサイトカインストーム以外にもあるようです．

研修医：それ以外にもある…．

指導医：症例2をみてみよう．所見はどうかな？

症例2　**80歳代，女性.**

COVID-19肺炎でフォロー中に，軽度の意識レベル低下があり，念のため頭部MRIが施行された．

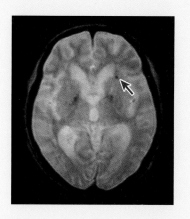

図5　頭部MRI（T2*強調画像）

研修医：左内包の前脚あたりに，何か小さな黒いものがあります（**図5➤**）.

若手放射線科医：T2*強調画像での小円形の低信号域，いわゆるmicrobleeds（微小脳出血）ですね．本症例では，脳内のほかの部位にもmicrobleedsが多発していました.

研修医：その「microbleeds」がCOVID-19と何か関係があるんですか？

若手放射線科医：実はCOVID-19の症例に頭部MRIを撮像するとmicrobleedsが有意に多く認められるという報告があり[5, 6]，COVID-19罹患後の認知症の発症や，その他の中枢神経症状の原因になるともいわれています[7].

指導医：microbleedsだけが唯一の異常所見ということもあるようなので，**COVID-19の症例で何らかの中枢神経症状があって頭部MRIを施行する場合は，T2*強調画像もしくはSWI（susceptibility-weighted imaging）も撮像しておいた方がいいね.**

研修医：でもどうしてCOVID-19でmicrobleedsが生じるんでしょうか？

若手放射線科医：COVID-19は凝固異常を生じるので，脳梗塞のみならず出血も起こしやすくなり，微小出血巣であるmicrobleedsを生じやすいということも原因なのですが…でも，それだけではないらしいです.

研修医：それだけではない？

指導医：図6のMRIをみてみよう.

研修医：うわ！ ものすごいmicrobleeds…この症例はCOVID-19ですか？

若手放射線科医：実はこの画像は2015年の文献に掲載されたもので，COVID-19ではありません[8].

指導医：この文献[8]のなかでは，臨床経過などから多数のmicrobleedsを生じた原因はECMO（extracorporeal membrane oxygenation：体外式膜型人工肺）を行ったことによるものだと推測しているね.

研修医：ECMOって，重症のCOVID-19肺炎の症例でも行う治療ですね.

指導医：その通り.

若手放射線科医：すなわちウイルスの直接感染やサイトカインストーム，凝固異常など以外に，**治療による画像の修飾にも注意が必要**と推測されます.

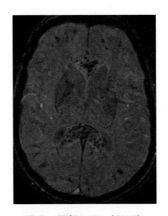

図6　頭部MRI（SWI）
文献8より転載.

研修医：なるほど．重症の患者さんなどでは，「画像を修飾しうる治療を行ったか？」にも注意を払う必要があるかもしれないということですね．

👆 **ワンポイント！** **COVID-19の中枢神経病変はいくつかの機序に分けて理解する！**

① ウイルスの直接感染：ウイルス性脳炎のみならず嗅神経障害もこれによる

② サイトカインストーム：脳症をきたす（時にインフルエンザ脳症に類似）

③ 凝固異常：脳梗塞，脳出血など

④ その他：治療による修飾など

若手放射線科医：症例1の脳梗塞は，凝固異常によるものということになります．

指導医：そうだね．COVID-19の肺外病変を考えるうえで，凝固異常はとても重要だね．それでは凝固異常について，もう少し詳しくみていきましょう．

◀ COVID-19と凝固異常，心大血管病変

若手放射線科医：それでは凝固異常に関する症例を見ていきましょう．所見はいかがでしょう？

症例3 **60歳代，男性.**

COVID-19肺炎で入院加療．退院3週間後，自宅で突然の呼吸困難が出現し，救急搬送された．精査目的で胸部〜下肢の造影CTを施行．

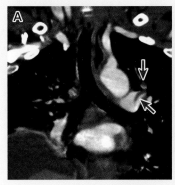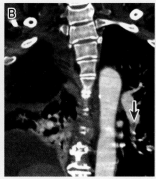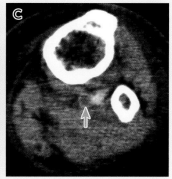

図7 造影CT
A）胸部（冠状断像，気管分岐部レベル），B）胸部（冠状断像，下行大動脈レベル），
C）下肢（横断像，下腿近位レベル）.

研修医：はい．まず胸部造影CTでは，肺血栓塞栓症が認められます（図7A，B➡）．下肢の造影CTでは，深部静脈血栓も認められます（図7C➡）．

若手放射線科医：その通りです．この症例では，呼吸状態の悪化は肺血栓塞栓症によるものでした．

研修医：COVID-19の症例で呼吸状態が悪化した場合，肺血栓塞栓症も疑わないといけないんですね．

若手放射線科医：COVID-19肺炎の症例で呼吸状態が急速に悪化した場合，必ずしも肺炎自体の悪化やそれによるARDS（acute respiratory distress syndrome：急性呼吸促迫症候群）が原因とは限らず，実は凝固異常による肺血栓塞栓症で呼吸不全に陥る症例も多いとされています[9]．救命できなかった呼吸不全患者の多くでD-dimer，FDP（fibrin/fibrinogen degradation products：フィブリン分解産物），高感度心筋トロポニン，NT-proBNPが異常高値だったともいわれています[9]．これらをしっかりフォローしていれば重症患者が凝固異常で命を落とすことを防げるかもしれません．

研修医：なるほど．「私，コロナの肺炎かも」と言った当日に亡くなった人もいると聞きますが，そういう人の死因は肺炎やARDSじゃないんですよね，多分．

若手放射線科医：そうですね…そういった急速に死の転帰を辿るケースでは，心臓が原因ということも十分に考えられます．

研修医：COVID-19では心臓も侵されるんですか？

若手放射線科医：1つには凝固異常による虚血性心疾患の可能性がありますが，それだけではないんです．

研修医：それだけではない？

指導医：図3のACE2受容体の全身分布をもう一度みてみましょう．

若手放射線科医：右から5，7番目，▨▨▨で示したところが心臓になります．

研修医：左室とか心耳とか…部位によって多少異なりますが，心臓にもACE2受容体がたくさん発現しているんですね．ということは，新型コロナウイルスが入り込む可能性が…．

若手放射線科医：COVID-19で心機能低下を示した症例で，心筋生検で活動性のリンパ球浸潤が証明され，ウイルス感染による心筋炎の可能性が示唆されたという文献報告があります[10]．

指導医：生来健康だった人が突然に心不全症状を発症し，入院時に念のためPCR検査もやってみたところCOVID-19陽性だったので，肺炎の所見はなかったけれどCOVID-19の治療を行ったら心不全が改善したという報告もあるね[11]．

若手放射線科医：COVID-19の治療が奏効したということは，新型コロナウイルス感染による心不全であった可能性を示唆しているということですね…．

研修医：COVID-19では心臓にも注意が必要ですね．

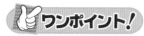 COVID-19では凝固異常や心機能異常の有無が大きく予後を左右する！

① 血液検査にて凝固異常の状況を早期に察知する…早めの是正が重要！

② 凝固異常に起因する病変はないか？ …肺血栓塞栓症，虚血性心疾患，脳梗塞など

③ 心機能に異常はないか？ …虚血性心疾患以外の可能性（ウイルス性心筋炎など）も含めて心機能をチェックする

◀ その他のCOVID-19肺外病変

指導医：新型コロナウイルスの肺外病変は，それ以外もいろいろな臓器に生じるね.

若手放射線科医：次の症例をみてみましょう.

症例4　70歳代，女性.

COVID-19肺炎で治療中，全身状態が悪化し原因精査目的で造影CTが施行された.

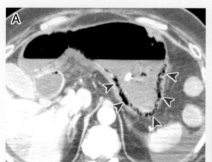
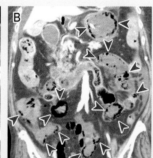
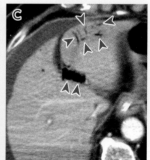
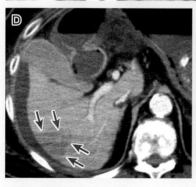
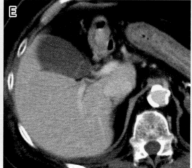

図8　造影CT

A）上腹部（横断像，脂肪条件），B）腹部〜骨盤部（冠状断像，脂肪条件），C）門脈臍部レベル（横断像），D）門脈右枝レベル（横断像），E）門脈右枝レベル（横断像，A〜Dより3日前）.

研修医：はい．脂肪条件の腹部や骨盤部CTでは，胃や腸管にたくさんの壁内ガスが認められます（図8A，B➤）．すごい所見ですね．

若手放射線科医：本症例では門脈内にもガス像が認められますね（図8C➤）．

指導医：図3のACE2受容体の全身分布を確認しよう．▮▮▮▮で示すのが腸管だけど，ACE2受容体は高い発現率を示しているね．

若手放射線科医：文献的にもCOVID-19の症例では腸炎をきたすことが報告されています[12]．

研修医：その腸炎が重症化すると腸管壁にガスを生じる腸管気腫症の状態になるんですかね．

若手放射線科医：ウイルス感染だけでなく，凝固異常による腸管の虚血も加わっている可能性があります．

指導医：この症例では，造影CTで肝実質にも異常所見が認められるね．

研修医：たった3日間で肝右葉に楔状の低吸収域が出現しています（図8D➡，E）．これは一体….

若手放射線科医：凝固異常による肝梗塞と考えられます．

研修医：またも凝固異常ですか…COVID-19は肺炎だけに気をとられていてはいけないんですね．

若手放射線科医：COVID-19の凝固異常に起因した全身臓器の梗塞として，脾梗塞[13]や腎梗塞[12]も報告されています．

指導医：COVID-19の腎病変に関しては，腎梗塞だけでなく尿細管壊死が剖検で証明されたという話もあるようです[14]．

若手放射線科医：COVID-19では膵炎を生じるという報告もあります．

研修医：どうしてCOVID-19で膵炎が起こるんですか？

指導医：またまたACE2受容体の全身分布図（図3）に登場してもらうと，右から17番目，▮▮▮▮で示される膵臓でもACE2受容体は高い発現率を示しているね．

若手放射線科医：膵臓のなかでも特にランゲルハンス島はACE2受容体の発現率が高いとされています[15~17]．COVID-19罹患後に糖尿病を発症する人がいるのは，このためとも推測されています[17]．

研修医：糖尿病の症例ではCOVID-19肺炎が重症化しやすいというのは有名な話ですが，それだけではなくてCOVID-19に罹患することで二次的に糖尿病を併発する可能性があるんですね…なるほど．

指導医：さらに「年齢」という点に着目すると，小児ではCOVID-19に罹患すると川崎病のような症状や所見が出て[18]，P-IMS（pediatric inflammatory multisystem syndrome）[19]とかMIS-C（multisystem inflammatory syndrome in children）[20]と呼ばれているね．

研修医：いろいろとあるんですね．

指導医：医療従事者として「コロナと戦う」ためには，肺炎だけに着目するのでは不十分だね．「敵と戦うには，もっと敵を知る」ことが必要で，肺外病変も熟知して「戦い」に臨もう！

研修医：はい！気合いを入れて頑張ります．

指導医：そうだね．覚悟を決めて頑張ろう！

引用文献

1） Khan IH, et al：At the heart of COVID-19. J Card Surg, 35：1287-1294, 2020（PMID：32369872）

2） AMP：COVID-19 Resources COVID-19 Photo Library
https://www.amprogress.org/covid-19-resources/covid-19-photo-library/

3） Aragão MFVV, et al：Anosmia in COVID-19 Associated with Injury to the Olfactory Bulbs Evident on MRI. AJNR Am J Neuroradiol, 41：1703-1706, 2020（PMID：32586960）

4） Politi LS, et al：Magnetic Resonance Imaging Alteration of the Brain in a Patient With Coronavirus Disease 2019（COVID-19）and Anosmia. JAMA Neurol, 77：1028-1029, 2020（PMID：32469400）

5） Kremer S, et al：Brain MRI Findings in Severe COVID-19：A Retrospective Observational Study. Radiology, 297：E242-E251, 2020（PMID：32544034）

6） Chougar L, et al：Retrospective Observational Study of Brain MRI Findings in Patients with Acute SARS-CoV-2 Infection and Neurologic Manifestations. Radiology, 297：E313-E323, 2020（PMID：32677875）

7） Le Guennec L, et al：Diffuse cerebral microbleeds after extracorporeal membrane oxygenation support. Am J Respir Crit Care Med, 191：594-596, 2015（PMID：25723825）

8） Shah J & Armstrong MJ：Extracorporeal membrane oxygenation：uncommon cause of corpus callosal microhemorrhage. Neurology, 84：630, 2015（PMID：25666630）

9） ESR Connect：CoV1-Non-pulmonary aspects of COVID-19（2020）
https://connect.myesr.org/course/cov1-non-pulmonary-aspects-of-covid-19/

10） Puntmann VO, et al：Outcomes of Cardiovascular Magnetic Resonance Imaging in Patients Recently Recovered From Coronavirus Disease 2019（COVID-19）. JAMA Cardiol, 5：1265-1273, 2020（PMID：32730619）

11） Inciardi RM, et al：Cardiac Involvement in a Patient With Coronavirus Disease 2019（COVID-19）. JAMA Cardiol, 5：819-824, 2020（PMID：32219357）

12） Revzin MV, et al：Multisystem Imaging Manifestations of COVID-19, Part 2：From Cardiac Complications to Pediatric Manifestations. Radiographics, 40：1866-1892, 2020（PMID：33136488）

13） Santos Leite Pessoa M, et al：Multisystemic Infarctions in COVID-19：Focus on the Spleen. Eur J Case Rep Intern Med, 7：001747, 2020（PMID：32665933）

14） Diao B, et al：Human Kidney is a Target for Novel Severe Acute Respiratory Syndrome Coronavirus 2（SARS-CoV-2）Infection. medRxiv, 2020
https://www.medrxiv.org/content/10.1101/2020.03.04.20031120v4

15） Liu F, et al：ACE2 Expression in Pancreas May Cause Pancreatic Damage After SARS-CoV-2 Infection. Clin Gastroenterol Hepatol, 18：2128-2130.e2, 2020（PMID：32334082）

16） Gupta A, et al：Extrapulmonary manifestations of COVID-19. Nat Med, 26：1017-1032, 2020（PMID：32651579）

17） Wang F, et al：Pancreatic Injury Patterns in Patients With Coronavirus Disease 19 Pneumonia. Gastroenterology, 159：367-370, 2020（PMID：32247022）

18） Verdoni L, et al：An outbreak of severe Kawasaki-like disease at the Italian epicentre of the SARS-CoV-2 epidemic：an observational cohort study. Lancet, 395：1771-1778, 2020（PMID：32410760）

19） Whittaker E, et al：Clinical Characteristics of 58 Children With a Pediatric Inflammatory Multisystem Syndrome Temporally Associated With SARS-CoV-2. JAMA, 324：259-269, 2020（PMID：32511692）

20） Blumfield E, et al：Imaging Findings in Multisystem Inflammatory Syndrome in Children（MIS-C）Associated With Coronavirus Disease（COVID-19）. AJR Am J Roentgenol, 216：507-517, 2021（PMID：32755212）

profile

髙松佑一郎（Yuichiro Takamatsu）

日本赤十字社医療センター 放射線科

2019年より日本赤十字社医療センター放射線科後期研修医として勤務しています. 日々上級医の先生方から丁寧な指導を受け, 頼りになる同僚や技師さん達とともに日常業務のなかで放射線医学の知識をつけるべく奮闘しています.

扇　和之（Kazuyuki Ohgi）

日本赤十字社医療センター 放射線科

今回の原稿では基礎研究者の経験もある髙松佑一郎先生に執筆陣に入っていただき, GTExのポータルサイトでACE2発現率のグラフをつくってもらいました. 新しい放射線科医の形をめざします.

※本連載は隔月掲載です.

本連載のPart1にあたる単行本「画像診断に絶対強くなるワンポイントレッスン」を, 病理医ヤンデル先生が医学書の索引を勝手に作り直して遊ぶコーナー「Dr.ヤンデルの勝手に索引作ります！」で味わい倒していただきました. こちらも要チェックです！（p.552）

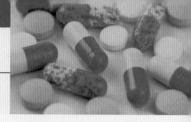

よく使う日常治療薬の正しい使い方

消化性潰瘍治療薬の標準的な使い方

櫻井俊之（東京慈恵会医科大学 消化器・肝臓内科）

◆薬の使い方のポイント・注意点◆

消化性潰瘍の治療にはプロトンポンプ・インヒビター（proton pump inhibitor：PPI）を中心に用いる．出血性胃潰瘍の急性期では点滴静注で治療を行い，それ以外は経口投与する．PPIを用いることができない場合はH2受容体拮抗薬（H2-receptor antagonist：H2RA）を用いる．

1．消化性潰瘍の病態

消化性潰瘍は消化器疾患のなかでもいわゆるcommon diseaseに分類される．二大成因は*Helicobacter pylori*菌（以下HP）感染とアスピリンを含む非ステロイド性抗炎症薬（non-steroidal anti-inflammatory drugs：NSAIDs）である．1990年代後半以降，HP感染率の低下，HP除菌者数の増加により消化性潰瘍の患者数は年々減少し，代わりに薬剤性潰瘍の比率が上昇傾向である[1]．消化性潰瘍のほとんどは胃・十二指腸潰瘍で，一部は出血性潰瘍となり救急搬送されてくる．良性疾患とはいえ時に牙を剥き，穿孔や止血困難から手術加療を要するケースや不幸な転帰を辿るケースもある．

2．消化性潰瘍治療薬の作用機序

消化性潰瘍の治療薬は，それほど多岐に渡らない．大別すると，**酸分泌抑制薬**か**防御因子増強薬**のどちらかになる．きわめて明快である．

1）酸分泌抑制薬

図に胃壁細胞における酸分泌のメカニズムを示した．各種薬剤がどこに作用するのか一目瞭然である．

❶ PPI

PPIは最も使用頻度の高い潰瘍治療薬である．プロトンポンプに対する拮抗薬で，強い酸分泌抑制効果を有する．本剤の登場により出血性潰瘍治療の成績は格段に向上した．腸溶錠として設計され，小腸から吸収された後，胃壁細胞の分泌細管に移行し酸により活性化された後にプロトンポンプに接着し作用する．分泌細管に長時間留まることができないため，いったんプロトンポンプをブロックした後に出現したポンプをブロックできない．オメプラゾール，ランソプラゾールは点滴製剤があり，ランソプラゾールは唯一のOD錠でアスピリンとの合剤もある．エソメプラゾールは顆粒剤があり小児への適応も有している．

❷ potassium-competitive acid blocker：P-CAB

P-CABはPPIに属するが，あえて別項で解説する．P-CABはプロトンポンプに存在するK⁺チャネルに接着し，ポンプの働きを止める．経門脈的に胃壁細胞へ到達すると酸による活性化を必要とせず直接プロトンポンプに作用するので効果発現が早く，長く分泌細管に留まり失活しにくいので後から出現するポンプもブロックが可能で，効果が強力である．酸分泌抑制効果は強く胃内のpHが高い状態を長時間維持できる．

❸ H2受容体拮抗薬（H2-receptor antagonist：H2RA）

いわゆるH2ブロッカーである．ヒスタミン受容体に作用する．図で示す通り，いくつかあるチャネルの一部のみをブロックするので，PPIと比べれば限定的な効果を有している．

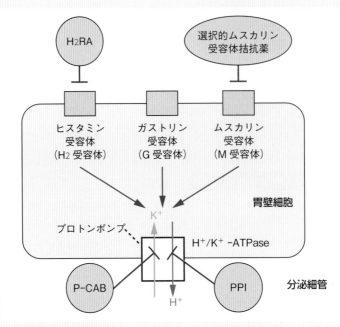

図 胃壁細胞と胃酸分泌
消化性潰瘍治療薬には，プロトンポンプに直接作用するタイプ（PPI，P-CAB），プロトンポンプを活性化する受容体を阻害するタイプ（H2RA，選択的ムスカリン受容体拮抗薬）がある．

❹ 選択的ムスカリン受容体拮抗薬

図のムスカリン受容体に作用する．H2RAと同様限定的な酸分泌抑制効果を有する．

2) 防御因子増強薬

いわゆる粘膜保護剤である．潰瘍治療への有用性が認められているものは多くない．

❶ スクラルファート

ショ糖硫酸エステルアルミニウム塩で，潰瘍表面のタンパクと結合して被膜を形成する．

❷ ミソプロストール

プロスタグランジンE1を誘導することで粘膜治癒を促進する．

❸ エンプロスチル

持続型プロスタグランジンE2誘導体で，酸・ペプシン分泌抑制作用が強く，血清ガストリン値を低下させる．

2．薬の種類

消化性潰瘍治療薬の主なものを**表**にまとめたので参照されたい．ただし，後発医薬品についてはほぼ一般名と同じになっているため割愛した．

3．薬の選び方・使い方
1) 出血性潰瘍治療薬の使い方
❶ 推奨レジメン

> ・オメプラゾール（オメプラール®）20 mg＋生理食塩水50〜100 mL　1日2回　点滴静注
> ・ランソプラゾール（タケプロン®）30 mg＋生理食塩水50〜100 mL　1日2回　点滴静注

❷ PPIの強いエビデンス

出血性潰瘍における内視鏡治療の適応については本稿では割愛するが，出血性胃十二指腸潰瘍の内視鏡的止血以外の重要な初期治療が，**酸分泌抑制薬の経静脈的投与**である．出血性消化性潰瘍の急性期はほとんどの場合で絶食となり，経静脈的投与が理想である．なかでもPPI静注は高用量を用いた海外の試験で強いエビデンスを有し，再出血率，外科手術

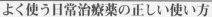
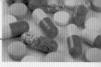
表　主な胃潰瘍治療薬一覧

PPI	P-CAB	H₂RA	選択的ムスカリン受容体拮抗薬	防御因子増強薬
・オメプラゾール（オメプラール®） ・ランソプラゾール（タケプロン®） ・ラベプラゾール（パリエット®） ・エソメプラゾール（ネキシウム®）	・ボノプラザン（タケキャブ®） ※広義にはPPIである	・シメチジン（タガメット®） ・塩酸ラニチジン（ザンタック®） ・ファモチジン（ガスター®） ・塩酸ロキサチジンアセタート（アルタット®） ・ニザチジン（アシノン®） ・ラフチジン（プロテカジン®）	・ピレンゼピン塩酸塩（ガストロゼピン®）	・スクラルファート（アルサルミン®） ・ミソプロストール（サイトテック®） ・エグアレンナトリウム水和物（アズロキサ®）

PPI：proton pomp inhibitor，P-CAB：potassium-competetive acid blocker，H₂RA：H₂-receptor antagonist

移行率，輸血量，入院日数をいずれも改善させる[2, 3]．ただし，海外ではPPIは本邦の倍量が投与されている．本邦で現在静注できるPPIは，オメプラゾールとランソプラゾールの2種類でいずれも常用量の最大量を用いる．両者の静注製剤同士の直接比較試験は，潰瘍に関しては存在せず，いずれを用いてもよい．

なお，絶食を必要としない程度の消化性潰瘍の初期治療は，PPIの経口投与となる．これについては，次項「2）出血性潰瘍を除く消化性潰瘍治療（初期治療）における薬の使い方」で解説する．

❸ 出血性胃潰瘍に対して内視鏡治療前にPPI投与は必要か？

消化管出血で緊急入院となる患者の場合，条件によっては緊急内視鏡の適応となるが，内視鏡的止血を行う前にPPIを投与しておくと内視鏡治療時に活動性出血を認める割合が有意に低いという報告があり[4]，可能なら**早期からの投与**を行うとよい．

❹ PPIとH₂RAはどちらがよいのか

消化性潰瘍診療ガイドライン2020[5]では，H₂RAは出血性消化性潰瘍の治療後の予後を改善させる（エビデンスレベルⅠ，推奨度A）とされているが，外科手術移行例をプラセボと比較して減少させるのみで，その他の再出血率，輸血量，入院日数等は改善させていない．海外の試験ではPPIの方が予後を改善させているが，高用量を用いている点が本邦とは異なっている．しかし世界的にはPPIの方が信頼性は高く，本邦でも初期治療には最強手段として**ほぼPPI一択**で用いられている．何らかの事情でPPI

が使用できない場合は，次善の策でH₂RA投与が勧められる．P-CABに関するエビデンスはまだ揃っていないが，理論的には効果が期待される．

2）出血性潰瘍を除く消化性潰瘍治療（初期治療）における薬の使い方

❶ 推奨レジメン

・ボノプラザン（タケキャブ®）
　　1回20 mg×1日1回　朝食後
・エソメプラゾール（ネキシウム®）
　　1回20 mg×1日1回　朝食後
・ラベプラゾール（パリエット®）
　　1回10 mg×1日1回　朝食後
・ランソプラゾール（タケプロン®）
　　1回30 mg×1日1回　朝食後

（PPIが使用できない場合）
・シメチジン（タガメット®）1回200 mg×1日2回＋エグアレンナトリウム水和物（アズロキサ®）1回15 mg×1日2回　朝食後・就寝前

❷ PPIとP-CAB

経口摂取が再開になる場合，または絶食が不要である消化性潰瘍の治療では，経口投与の薬剤が選択される．**PPI**はプラセボやH₂RAと比較しても潰瘍治癒速度が速く，推奨される[5]．**P-CAB**はPPIのなかでも有力な選択肢でランソプラゾールと同等かそれ以上の効果を有している[6]．また，早期胃癌の治療で内視鏡的粘膜下層剥離術が行われた後の人工的な潰瘍の治療にP-CABとエソメプラゾールの効果を比較した試験も少数存在し，P-CABの方が潰瘍治

癒の速度は上回っていた[7]．**P-CABは速効性と効果の強さから潰瘍の内服加療には向いている**．もちろん，PPIではいけないということはない．なお，PPIに防御因子増強薬の上乗せ効果は乏しいので不要である．

❸ H2RA，防御因子増強薬のエビデンス

P-CABを含むPPIの強力な治療の前に力負けしている感も否めないが，もともとはH2RAも防御因子増強薬も，プラセボと比較して有意な潰瘍治癒促進効果が示されている薬剤である．ただし，H2RAと防御因子増強薬の治療効果に有意な差はみられていない．また，**一部のH2RAに一部の防御因子増強薬を併用すると上乗せ効果がある可能性がある**[5]．したがって，PPIが何らかの事情で使用できない場合は，H2RA＋防御因子増強薬が推奨される．

❹ 消化性潰瘍の急性期にHP除菌治療は有効なのか？

胃十二指腸潰瘍の二大原因は，**HP感染**と，アスピリンを含む**NSAIDs**である．原因がHPであった場合，内服PPIになった途端にHP除菌をする選択も可能である．以前は，早期に除菌して酸分泌能が回復すると潰瘍治療には却ってマイナスではないかとみる向きもあったが，これらについてはすでにエビデンスが複数あり，**潰瘍治療中のHP除菌**は，潰瘍治療にとってメリットがあると判明している[8]．

3）維持期の潰瘍治療

❶ 推奨レジメン例

・ファモチジン（ガスター®）※
　　1回20 mg×1日2回　朝食後・夕食後内服
・スクラルファート（アルサルミン®）
　　1回1P×1日3回　毎食後
・（保険適応外）エソメプラゾール（ネキシウム®）
　　1回20 mg×1日1回　朝食後または朝食前
※H2RAならばいずれの薬剤でもよい

❷ 維持期に関するエビデンスは少ない

潰瘍の原因がHP感染であった場合，**除菌治療がすめばその後維持療法は不要**である．一方，NSAIDs

等の薬剤性潰瘍であった場合，薬剤の休薬が困難であればPPIは再発予防効果が立証され保険適応もある．それに対し，HPが原因で非除菌治療を行う場合，維持療法は必要である．胃潰瘍に関する維持療法のエビデンスはH2RAしかなく（PPIに関する検証は行われていないためである），ガイドライン上はH2RAまたはスクラルファートが開始後1年まで有効とされている[5]．しかし実際のところ，保険病名をつけてPPIを継続するケースが多い．理論上，再発リスクを最も下げられるからである．一方，十二指腸潰瘍では維持療法としてPPIを検証した試験もあり効果はあるが，これも保険適応外である．推奨としてはH2RA，スクラルファート，PPI（保険適応外）とされており，2年まで有効性が示されている[5]．いずれの場合も，長期服薬となるので，特に下痢を中心に副作用の出現に注意するよう説明するとよい．

文 献

1) Nagasue T, et al：Time trends of the impact of Helicobacter pylori infection and nonsteroidal anti-inflammatory drugs on peptic ulcer bleeding in Japanese patients. Digestion, 91：37-41, 2015（PMID：25632915）

2) Leontiadis GI, et al：Systematic review and meta-analysis: proton-pump inhibitor treatment for ulcer bleeding reduces transfusion requirements and hospital stay--results from the Cochrane Collaboration. Aliment Pharmacol Ther, 22：169-174, 2005（PMID：16091053）

3) Selby NM, et al：Acid suppression in peptic ulcer haemorrhage: a 'meta-analysis'. Aliment Pharmacol Ther, 14：1119-1126, 2000（PMID：10971227）

4) Andrews CN, et al：Intravenous proton pump inhibitors before endoscopy in bleeding peptic ulcer with high-risk stigmata: a multicentre comparative study. Can J Gastroenterol, 19：667-671, 2005（PMID：16292361）

5)「消化性潰瘍診療ガイドライン2020 改訂第3版」（日本消化器病学会／編），南江堂，2020

6) Miwa H, et al：Randomised clinical trial: efficacy and safety of vonoprazan vs. lansoprazole in patients with gastric or duodenal ulcers - results from two phase 3, non-inferiority randomised controlled trials. Aliment Pharmacol Ther, 45：240-252, 2017（PMID：27891632）

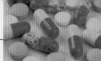

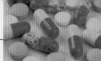

7) Ichida T, et al：Randomized Controlled Trial Comparing the Effects of Vonoprazan Plus Rebamipide and Esomeprazole Plus Rebamipide on Gastric Ulcer Healing Induced by Endoscopic Submucosal Dissection. Intern Med, 58：159-166, 2019 （PMID：30210115）

8) Ford AC, et al：Eradication therapy for peptic ulcer disease in Helicobacter pylori-positive people. Cochrane Database Syst Rev, 4：CD003840, 2016 （PMID：27092708）

【著者プロフィール】
櫻井俊之（Toshiyuki Sakurai）
東京慈恵会医科大学 消化器・肝臓内科
専門領域：消化管全般・カプセル内視鏡・炎症性腸疾患

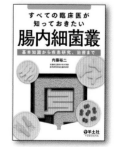

それゆけ！エコー・レジデント！

日常診療でのエコーの使いどころ

シリーズ編集／Point-of-Care 超音波研究会 広報委員会

第8回 エコーで腹部診察をしよう
身体診察と画像所見の両輪となるエコーで診断に迫る

植村和平，梶浦麻未，西田 睦

POCUS（Point-of-care ultrasound）とは，場所を問わず診察医が行うことのできる超音波検査のことをさします．本連載では，臨床の最前線で使えるPOCUSの魅力を，研修医Aくん＝"エコー・レジデント"の経験するさまざまな症例を通してお届けします．

はじめに

腹痛診療で，エコーが重要なのは言うまでもありませんが，杓子定規に基準だけを盲目的に信じると，グレーゾーンの疾患を見落としてしまいます．我々医師が，患者さんの訴えと腹部臓器を合致させて診察できるかどうかで診断の精度が変わります．エコーを使うと腹部症状と画像所見がリアルタイムに一致するかを確かめることができ，フィードバックを得ることができます．今回は判断に迷った実際の症例を研修医Aくんとみてみましょう．

プロローグ

いろいろなPOCUSを徐々に習得しつつある研修医Aくん．2年目になってそれなり自信もついて，今日は研修医1年目のBくんと一緒に当直中．消化器内科研修中のAくんは，腹部エコーの勉強をしながら当直に臨んでいると，1年目のBくんからこんな報告があった．

本連載内で (movie) **マークのある図については動画を Web でご覧いただけます**

● **スマートフォン・タブレットで観る**
　(movie) マークの図に併記の二次元コードから直接閲覧できます

● **PCで観る**
　①羊土社 HP（https://www.yodosha.co.jp/）へアクセス，トップページ右上から「書籍・雑誌付録特典」ページへ移動
　②右記の特典利用コードを入力：fya-quok-inoo（会員登録不要）

※付録特典サービスは予告なく終了する場合がございます．本サービスの提供情報は羊土社 HP をご参照ください

> **症例**
>
> 80歳代女性で小柄な方．前日から心窩部痛が出現，併せて食後に嘔気と少量の嘔吐があった．昨日よりは改善しているが本日も持続しており我慢できずに受診したとのこと．患者さんは「胃が痛い」と訴えている．食事は食べてきたばかりとのこと．バイタルサインは体温36.2℃，血圧136/91 mmHg，脈拍90回/分，身体所見は腹部平坦軟，右上腹部に再現性に乏しい軽度の圧痛，腹膜刺激症状はない．採血結果は，CRP 0.2 mg/dL，WBC 8,700/μL，T-Bil 1.0 mg/dL，AST 28 U/L，ALT 16 U/L，ALB 4.9 mg/dLである．

研修医B「右上腹部の圧痛は再現性がありませんでしたが，胆嚢炎を疑ったので，エコーで確認してみました．胆嚢の大きさは長径76 mm×短径32 mmで胆石もなさそうだし，胆嚢炎じゃなさそうです！熱もなくて炎症反応もパッとしませんから，帰宅でいいでしょうか？」

研修医A「胆石がないのってホントかな？エコーで胆石がないと言い切るのは難しいのだけど．僕も診察させてもらうよ」

〜Aくんが身体診察を行う〜

研修医A「患者さんの訴えは心窩部痛だけど，たしかに右上腹部の圧痛は再現性がなさそうだね．Bくん，Murphy徴候を実際にエコーガイド下でリアルタイムに評価してみようか！」

研修医A「深吸気で，胆嚢が画面に出現している．そのまま胆嚢をプローブで圧迫すると痛そうにされている．これはsonographic Murphy's sign陽性だ（図1）！急性胆嚢炎の診断基準に照らしあわせると，採血と画像検査上は微妙に当てはまらない（表）．でもsonographic Murphy's signはかなりの信頼性があるって聞いたし，他の部位をエコーで見ながら腹部診察してみても，痛みはないようだね．胆嚢に限局した圧痛があるのは局所の炎症所見を反映しているはず．胆石は見えないけど胆嚢炎の初期なのかな？上級医のC先生に相談しよう！」

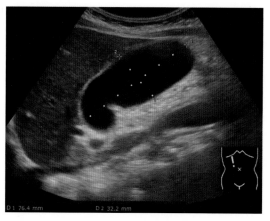

図1 sonographic Murphy's sign
胆嚢が見えているところでプローブで押して圧痛をとる．

表　日本が世界に誇る急性胆道系感染の東京ガイドライン2018
　　（TG18）

TG 18 / 13 急性胆嚢炎診断基準
A　局所の臨床徴候 （1）Murphy's sign　（2）右上腹部の腫瘤触知・自発痛・圧痛
B　全身の炎症所見 （1）発熱　（2）CRP値の上昇　（3）白血球数の上昇
C　急性胆嚢炎の特徴的画像検査所見
偽診：Aのいずれか＋Bのいずれかを認めるもの 確診：Aのいずれか＋Bのいずれか＋Cのいずれかを認めるもの

急性胆嚢炎の超音波診断の基準
主項目
・胆嚢腫大（長軸径＞8 cm，短軸径＞4 cm） ・胆嚢壁肥厚（＞4 mm） ・嵌頓胆嚢結石 ・デブリエコー ・sonographic Murphy's sign（超音波プローブによる胆嚢圧迫による疼痛）
追加項目
・胆嚢周囲浸出液貯留 ・胆嚢壁　sonolucent layer（hypoechoic layer） ・不整な多層構造を呈する低エコー帯 ・ドプラシグナル

文献5より引用.
実はTG18にはスマートフォン用のアプリがあります．診断基準や重症度判定も簡単
にできる優秀な代物です.

sonographic Murphy's sign は凄い！

　sonographic Murphy's signはエコーガイド下でのMurphy徴候のことです（Murphy徴候自体の定義は，炎症のある胆嚢を検者の手で触知すると，痛みを訴えて呼吸を完全に行えない状態．単なる右上腹部痛ではないことに注意）.

　1982年に感度63％，特異度93.6％とその有用性が報告されはじめ[1]，その後の報告でも，施行者によって感度は59.5〜86％とばらつきはあるものの，特異度は86.2〜96％と高いとされています[2, 3]．そしてsonographic Murphy's signにおける陽性的中率は92.2〜93.3％と非常に高く，この所見がみられたときは胆嚢炎を強く疑う必要があります[2, 3]．ただし陰性的中率は39.7％と低いので除外には使いにくいです[3]．胆石の有無や胆嚢壁肥厚，胆嚢周囲の液貯留といった他の所見とsonographic Murphy's signを組み合わせると，救急医によるベットサイドエコー検査での胆嚢炎の陰性的中率は97％と除外にも有用という報告もあります[4].

上級医C「急性胆嚢炎の診断基準での全身の炎症所見の項目は満たしていないけど，これは臨床的に胆嚢炎を疑った方がいいね．陽性的中率の高いsonographic Murphy's signがあるというのはもちろんだけど，ほかにも胆嚢壁が浮腫状に肥厚して低エコーが出現し（sonolucent layer）（図2A→），カラードプラ法で血流信号も亢進している（図2B→）．これらも急性胆嚢炎の診断の追加項目になるんだ（表）．さらにいうと食後は胆嚢が虚脱するのに，その割には腫大していて緊満感があるのもおかしいよね（図2）」

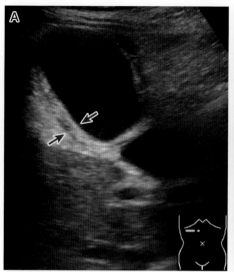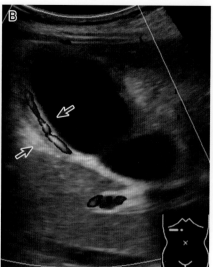

図2　胆嚢壁は浮腫状に肥厚
B）カラードプラ法で血流信号陽性．

上級医C「あとエコーで胆石は見えなかったようだけど，胆嚢炎の原因の85〜95％が胆石は嵌頓によるもの[5]なので，原因となる胆嚢頸部や胆嚢管に嵌頓結石がないか確認しておく必要があるよ．だけど胆嚢管の描出は初学者にはだいぶ難しいと思う．胆嚢内の胆石は指摘できるようになってほしいけど，胆石が嵌頓しているかどうかを判断できるようになる前に，まずはきっちりsonographic Murphy's signをとれるようにしよう．

　　それと右上腹部圧痛がはっきりしなくて，エコーで身体所見を丁寧に振り返ってみたのはとてもよかったね．付け加えて最初にやるステップとして肝叩打痛もとるといいよ．特に肥満傾向の患者さんの場合は注意が必要だけど，健常人でも胆嚢は肋骨に隠れていることが多いので（図3），肝叩打痛で見つけるのも手だよ」

研修医A「たしかにsonographic Murphy's signを確認するときに，深吸気で肋骨に隠れている胆嚢が押し出されていました（図4）．つまり通常の呼吸時では肋骨の背面に胆嚢が収まっていることが多いから，肝叩打痛は胆嚢炎を含めた胆道系疾患のスクリーニングによいということでしょうか？」

上級医C「そうだね．今回の患者さんでは右季肋部の走査で見やすかったけど，人によっては腸管のガスが邪魔して胆嚢の描出が難しいことも多いんだ．なので肋間から胆嚢を覗くのも有用だということを知っていると，肝叩打痛の有用性も理解できるよね．エコーで知ったことを身体所見にも応用できるね」

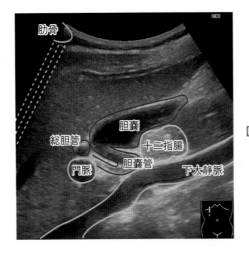

図3 周辺解剖を理解しながらMurphy徴候
をエコーガイド下で評価してみよう
（冒頭症例とは異なる患者さん）
movie❶

プローブで押した状態で，深吸気で，肋骨に隠れ
ていた胆嚢が押し出されて見えてくる．胆嚢は虚
脱気味で壁は厚めに見える．胆嚢管に結石がある
ので，動画の方で見つけてみてほしい．

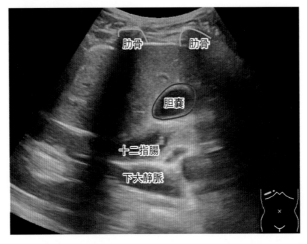

図4 肋骨に隠れている胆嚢（冒頭症例とは異なる患者さん）movie❷
肝叩打痛は胆道系疾患に感度の高いスクリーニングであり，エコーで胆嚢が見つ
からないときなどは描出にこだわらず身体所見をとることを忘れないようにする．

胆道系疾患のスクリーニングでお勧めなのは肝叩打痛（Indirect fist percussion of liver）

　　上田らによると肝胆道疾患の診断における肝叩打痛の感度は60％と，右上腹部圧痛（33％）
やMurphy徴候（30％）に比べて感度が高く，特異度は85％でした[6]．さらにこの論文の興
味深い点は，右上腹部圧痛，Murphy徴候の感度は65歳以下ではそれぞれ71％，43％である
のが，80歳を超えると20％，23％と感度が激減するのに対して，肝叩打痛は65歳以下で57％，
80歳以上で57％と感度が高いままで，高齢者の胆道系疾患のスクリーニングへの有用性を示
す結果でした[6]．高齢者を診察する機会が多い先生方は，認知症や意識障害があっても評価で
きる手段をもっておくと便利です．

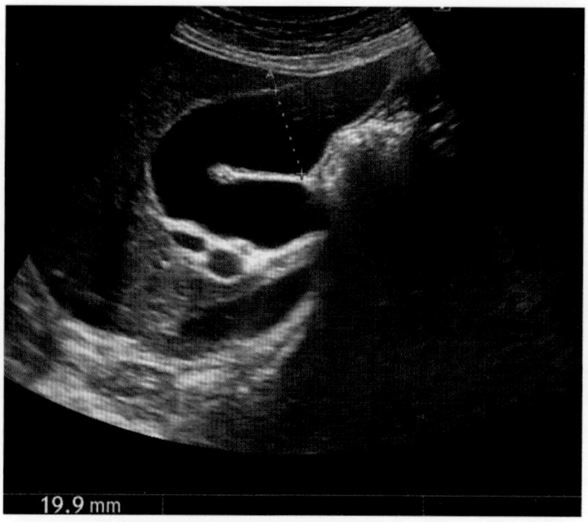

図5　抗生物質治療後の胆嚢
腫大と壁肥厚は改善．圧痛や緊満感もみられない．

胆嚢はどんな食事で虚脱する？

　　胆嚢は脂肪分の多い食事後が一番収縮するが，水や脂肪制限食でも胆嚢収縮が有意に誘発された という報告があります[7]（ただし水や脂肪制限食は20分程度がピークだったが脂肪食摂取後は180分後も収縮し虚脱していた）．ちなみに食後は胆嚢が虚脱して，壁が厚めに見えます．病棟でエコーのオーダーを出すときは「約4時間前から絶食」の指示を忘れずにしましょう．

研修医A「そうしたら，CTを撮って胆管結石を除外できたら消化器外科に相談ですね！ 腹腔鏡下胆嚢摘出術でしょうかね．今日は当直も余裕があるので，手術見学しようかな」

上級医C「急性胆嚢炎の緊急手術が行える体制かどうかは病院ごとに違うので，今日はまず消化器内科の先生と相談しようか．もし炎症が強くなれば経皮経肝的胆嚢ドレナージ（percutaneous transhepatic gallbladder drainage：PTGBD）や，内視鏡的逆行性胆嚢ドレナージ（endoscopic retrograde gallbladder drainage：ERGBD）も検討されるだろうし．今回の症例はCTでも明らかに結石は指摘できないけど，純コレステロール結石はCTで描出されず，否定できないから，バイタルも安定しているので明日MR胆管膵管撮影（magnetic resonancecholangio pancreatgraphy：MRCP）までとって判断するだろうね．年齢も考慮して手術するかは総合的に判断する形かな」

　　　　　　　　　　　〜後日，抗生物質加療で経過〜

上級医C「研修医Aくん，このあいだの患者さんだけど，CTとMRCPでも結石はなくて除外的に胆泥による胆嚢炎の診断だったよ．抗生物質による治療で改善していることと，高齢であることから本人と相談のうえ，手術はせずに経過をみる方針になった．それと実はエコーで肝外胆管も見ることができるんだけど，この患者さんはきれいに見えるから，治療後の胆嚢炎の画像も併せて確認してみてね（図5，6）」

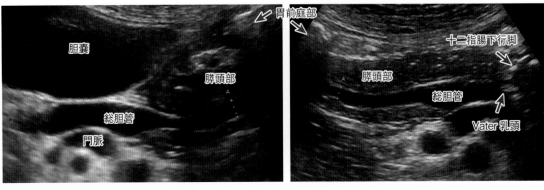

図6　抗生物質治療後は遠位肝外胆管がきれいに描出されている

引用文献

1 ）Ralls PW, et al：Prospective evaluation of the sonographic Murphy sign in suspected acute cholecystitis. J Clin Ultrasound, 10：113-115, 1982（PMID：6804512）

2 ）Zenobii MF, et al：Update on bedside ultrasound（US）diagnosis of acute cholecystitis（AC）. Intern Emerg Med, 11：261-264, 2016（PMID：26537391）

3 ）Stogryn S, et al：Does ultrasongraphy predict intraoperative findings at cholecystectomy? An institutional review. Can J Surg, 59：12-18, 2016（PMID：26574703）

4 ）Summers SM, et al：A prospective evaluation of emergency department bedside ultrasonography for the detection of acute cholecystitis. Ann Emerg Med, 56：114-122, 2010（PMID：20138397）

5 ）「急性胆管炎・胆嚢炎診療ガイドライン2018 第3版」（急性胆管炎・胆嚢炎診療ガイドライン改訂出版委員会/主催），医学図書出版，2018

6 ）Ueda T & Ishida E：Indirect Fist Percussion of the Liver Is a More Sensitive Technique for Detecting Hepatobiliary Infections than Murphy's Sign. Curr Gerontol Geriatr Res, 2015：431638, 2015（PMID：26788057）

7 ）Yamamura T, et al：Gallbladder dynamics and plasma cholecystokinin responses after meals, oral water, or sham feeding in healthy subjects. Am J Med Sci, 295：102-107, 1988（PMID：3344757）

Profile

植村和平（Wahei Uemura）

北海道立羽幌病院
2017〜2018年砂川市立病院．2019年上川医療センター，
2020年道立羽幌病院．2021年栄町ファミリークリニック．
北海道家庭医療学センターの総合診療専門医プログラムに所属．
エコー大好きレジデントで，"エコレジ"と称して活動中．

梶浦麻未（Mami Kajiura）

名寄市立総合病院 消化器内科

西田　睦（Mutsumi Nishida）

北海道大学病院 超音波センター 医療技術部長

Point-of-Care 超音波研究会とは

急性期診療やプライマリ・ケアでのエコーを主体とした，臨床応用および研究を進めるために発足した研究会です．対象は医師に限らず，研修医や看護師などPOCUSに興味をもっている医療関係者すべてで，会員の専門領域も多岐にわたります．「第11回 Point-of-Care 超音波研究会」は，2021年7月10日（土）〜11日（日）にWEBで開催する予定です．また，3月からPOCUS入門者向けのWEBセミナーシリーズも開始しました．ぜひご参加ください．

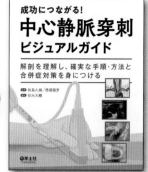

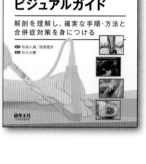

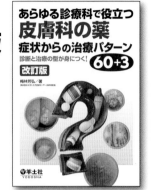
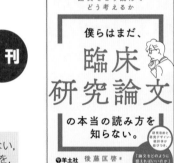
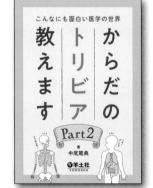

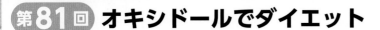

こんなにも面白い医学の世界

からだのトリビア教えます

へぇ そうなんだー

中尾篤典
（岡山大学医学部 救命救急・災害医学）

第81回 オキシドールでダイエット

　今の研修医の先生は全く知らないことかもしれませんが，かつて傷の消毒といえば，「赤チン（正式名：マーキュロクロム液）」や「オキシドール」でした．もうそのどちらも日常で見かけることが少なくなりました．赤チンを見なくなったのは，製造過程で出てくる水銀が問題になったためで，製造する会社が少なくなり，法律の規制もあって2020年で国内で赤チンを製造する会社はなくなってしまいました．

　オキシドールというのは日本薬局方名で，2.5〜3.5 w/v％過酸化水素水のことです．オキシドールは血液や体組織と接触すると，これらに含まれるカタラーゼの作用により分解されて大量の酸素を発生します．この酸素の泡に異物除去効果（洗浄効果）があるとされており，体育の時間などに膝を擦り剥いてオキシドールを傷に塗ってもらうと，シュワーっと泡が出て，いかにも消毒されている気がしたものです．

　数年前のことですが，オキシドールを飲んだ若い女性が運ばれてきたことがありました[1]．バイタルサインは安定していましたが，門脈や中心静脈にもガス像がみられ，空気塞栓の恐れがありました．どうしてオキシドールを飲んだのかと詳しく聞くと，ダイエットのためだと言っていました．確かにインターネットで調べてみると，当時はダイエット中の満腹感や，過食の後の嘔吐のためにオキシドールを使うことがあると書いてありました．

　オキシドールを飲むと消化管の中で大量の酸素が発生し，それが腸管粘膜を通過して門脈系のガスとしてあらわれ，体循環に入ると腸間膜や脳の塞栓症状としてあらわれます[2,3]．オキシドールで開放創を消毒すると，末梢の組織や血管から酸素が体循環に入って同様の症状が起こり，重篤な副作用が多く発生したため，現在ではあまり使われなくなったといわれています．塞栓症が起きれば，高圧酸素療法の適応になります．

　一方，オキシドールは強い酸化剤で，カタラーゼで分解されなければ，一般細菌やウイルスを5〜20分間で，芽胞を3時間で殺滅できる広範囲抗微生物スペクトルを有しますので，器具などの殺菌や消毒に使うことができます．

　それにしても，インターネットの情報には本当に困ったものです．ダイエットをするなら，もっとよい別の方法がありそうですが．

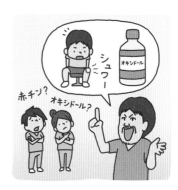

文献

1）　Tsuboi C, et al：Portal Venous Gas Following Ingestion of Hydrogen Peroxide Successfully Treated with Hyperbaric Oxygen Therapy. Acta Med Okayama, 72：181-183, 2018（PMID：29674767）
2）　Watt BE, et al：Hydrogen peroxide poisoning. Toxicol Rev, 23：51-57, 2004（PMID：15298493）
3）　Christensen DW, et al：Fatal oxygen embolization after hydrogen peroxide ingestion. Crit Care Med, 20：543-544, 1992（PMID：1559371）

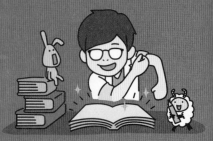

Dr.ヤンデルの勝手に索引作ります！

通読できるように作られた医学書の索引を、市原が勝手に作り直して遊びます。

市原　真

第8回

画像診断で勝手に索引！

||| 今回のお題本 ▶

**画像診断に絶対強くなる
ワンポイントレッスン**

病態を見抜き、サインに気づく
読影のコツ

扇　和之／編，
堀田昌利，土井下　怜／著

■ 定価3,960円（本体3,600円＋税10％）
■ A5判 ■ 180頁
■ ISBN978-4-7581-1174-4

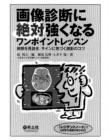

　私は病理医であり，放射線診断医に対してはひとかたならぬ思いがある．画像診断医たちが診て推しはかる「**カタチ**」を，直接見て語ってフィードバックするのが我々の大事な仕事だからだ．画像と病理は，単純な先攻・後攻の関係ではない．肩を組んで二人三脚をするイメージというのも何か少し，違う．私たちはもうちょっと向かい合っている．

　ファイティングポーズをとり，ストロングスタイルで，がっちりと組み合う．お互いが長所を魅せあいながら，その都度，相手の短所を指摘し，補いあう．それはあたかもプロレスのように．病理医にとっての放射線科医は，「毎日対戦する宿敵レスラー」のような存在である．双方が順番にきれいに技をかけ，それを互いが抵抗せずにきれいに受けることをくり返すと，いい試合（診断）が完成し，観客（主治医）は熱狂する．

　だから私は，今回のお題本を読むのをとても楽しみにしていた．「好敵手」が書いた本だからだ．ただし，正直に言えば1つだけ，懸念事項もあった．

　それは本書が「研修医向け」だということだ．いくらなんでも，形態を専門にしている私にとっては，簡単すぎるのではないか．ほとんど知っている内容ばかり記載された本を知らん顔して読んで「わあすごいいい本だ，さあオリジナルの索引を作っちゃうぜ」といつものテンションで語り尽くせるものだろうか．あまりに得るものが少なければ記事を書くのもしんどいなあ……なんて．

　読み終えた今，思う．完ッ全に杞憂であった．

　本書は確かに研修医に向けて書かれた本なのだが，私に読まれるのを待っていたような本でもあった．自信を持って人にお勧めできるし，自分のために楽しく再読できる．

　さあ，「勝手に索引」を見ていただこう．いつものように，Webで**完全版**を公開．QRコードからアクセスしてほしい．担当編集者スーさん（あだ名）の索引構成はもはや職人芸である．私が本に蛍光ペンを引いただけのものを，よくもまあこれだけ見事に索引にできるものだ．

▼第8回 完全索引

🐰 市原のオリジナル索引①

読み	項目	サブ項目	掲載ページ
ひかそし	皮下組織は脂肪の信号を反映してT1強調像，T2強調像，FLAIRのいずれでも高信号		34
びこんぶ	鼻根部と橋−延髄移行部はどこになるんでしょう？		26
ひしつ	皮質−白質境界・島皮質の不明瞭化		29
びじょう	尾状葉（caudate lobe）の血流は特殊		116
ひだりは	左はフォロースルーで振り切ったラケットが最後にクッと上に上がる癖がある（左S3c）		78
びまんせ	びまん性軸索損傷（DAI）		55
ふくぶだ	腹部大動脈の解離はその27％に臓器虚血を合併するとの報告もあり		107

「えっ，何，テニス！？」と驚いた．これは何かというと，気管支の走行の覚え方なのである．チキショウ，これを研修の時に知っていたらラクだったろうなあ．

テニスに限らず，全編を通して表現が多彩で，読んでいて楽しい本．わりとデキる研修医と，若手のエースクラスの放射線科医，そしてベテラン指導医が語り合う形式で進んでいく．

会話形式の教科書のリーダビリティはとても高いので，あるいは読者諸氏も「そのうち専門医になったら，会話形式の本，ちょっと書いてみよっかな」的な気分になったりして．しかしこれ，実際にやってみるとドチャクソ難しいんだよな．私クラスの書き手だと，登場人物の脳みそが「全員自分」になってしまって，うまく話を膨らませられない．

その点，本書の対話は見事だ．若手の気分もベテランの気分もきちんと描き出されており「ガチ感」がある．執筆を担当しているのが「若手のエース格」である堀田・土井下両先生であり，レジデントの気持ちもオーベンの気持ちもわかるポイントに立っているからこそ，登場人物たちに絶妙のリアリティが生まれるのだろう．若すぎてもベテラン過ぎてもこうは書けない．経歴の違う三者が，画像診断という素材を真ん中に置いて，それぞれの視座から語り合う構図は，本書にとても大きな効果をもたらしている．

🐰 市原のオリジナル索引②

読み	項目	サブ項目	掲載ページ
にじしょ	二次小葉のシェーマ		87
ねんまく	粘膜下層が浮腫に陥ると		153
のうこう	脳梗塞	あっ．——ですか	14
		前頭葉に生じた——では症状や神経学的所見が不明瞭なこともあり	14
		超急性期——を見逃すな！	28
のうこう	脳溝の消失・脳実質の低信号化		29
のうざし	脳挫傷ですね		51
のうじょ	嚢状動脈瘤は動脈の分岐部で発生することが多い		61
のうひょ	脳表に沿うような異常増強効果，すなわちPS型		36

たとえばここでハイライトした「あっ，脳梗塞ですか」は，研修医のセリフだ．何気なく読み飛ばしてはもったいない．「あっ」と声を出す，すなわち会話の中でそれまで気づかなかったことに到達しているということだからだ．実際，このシーンでは，研修医は「あっ」の直前まで「画像を見て脳梗塞かどうかわからなかった」．急性期脳梗塞と脳膿瘍を鑑別しきれていなかったのである．しかし，対話の中で指導医と若手放射線科医とがアシストをすることで，研修医は「あっ」と気づくのである．そして読者はこの全ての視座を取り込むことができる．これこそ，対話型・通読型教科書の要点であり本質だ．

ちなみに「脳挫傷ですね」は若手放射線科医のセリフ．これを研修医が言えていないというのが妙にリアルである．

🐰 市原のオリジナル索引③

読み	項目	サブ項目	掲載ページ
さいきか	細気管支を中心として小葉間隔壁によって囲まれる領域をMillerは"二次小葉"として定義している		87
さいきん	細菌性肺炎と非定型肺炎の鑑別項目と鑑別基準		86
さいごは	最後はお尻の方へクッと…		82
さゆうた	左右対称でびまん性なのがやや気になりますね		40
しきゅう	子宮外妊娠	── (ectopic pregnancy)	170
		腹腔内出血が多い場合には卵管妊娠の破裂を考えるべき	170
		── vs 卵巣出血	170
		妊娠早期の卵巣出血（妊娠黄体からの出血）の場合には妊娠反応が陽性になることがあり	170

ここも象徴的だ．研修医が，自分の担当した症例について「くも膜下出血の見逃し」をしたのではないかと怯えているシーン．そこに若手放射線科医が登場して相談に乗る中で，「**左右対称でびまん性なのがやや気になりますね**」のセリフが出てくる．会話の中で思い込みが論理的に覆されていく場面なのである．網羅型・辞書的教科書ではニュアンスを伝えきるのが難しい，通読型教科書ならではの，面目躍如とも言える見事な流れ．

🐰 市原のオリジナル索引④

読み	項目	サブ項目	掲載ページ
そくのう	側脳室がなくなったくらいのスライスで緑色の側頭葉もなくなる		21
そのいき	その意気だよ！		89
そもそも	そもそも"挫傷"とは		51
そんなに	そんなに細かく分類する必要はあるのでしょうか…？		94
だいどう	大動脈解離	──では石灰化が大動脈壁から離れ，内腔に浮いたように存在する	104
		──の分類	105

「**そんなに細かく分類する必要はあるのでしょうか…？**」にしびれる．
「**その意気だよ！**」にほっとする．
「対話型にしておけば読みやすいからレジデントノートにぴったりだろ」みたいな安直なつくりではない．そこに「三者」がいることが必然なのである．異なる視座が交錯する点に「医の学問」がハイライトされている．私はこのような，教育目標を達成するために緻密に構成された座組みが大好きだ．

＊　＊　＊

さて，「**異なる視座**」でいえば，もう1つ．ぜひ，「**虫垂炎**」にも着目してほしい．

🐰 市原のオリジナル索引⑤

読み	項目	サブ項目	掲載ページ
ちゅうす	虫垂	——自体をしっかりと同定する	143
		——の起始部は変異が少なく，通常は回盲弁（バウヒン弁）より約3cm尾側の盲腸の後内側壁から起始する	143
		——を先端部までしっかりと追わないと病変を見逃してしまいます．	145
ちゅうす	虫垂炎	——を疑ったときには冠状断や矢状断の再構成画像を積極的に依頼しよう	145
		中高年者の——の原因としては重要な位置	146
		急性——のCT所見	146
		虫垂内腔の液体貯留が増加している場合は，——の可能性が高くなるね	147

　本連載ではこれまで，いろいろな本の索引を作ってきた．その中には「虫垂炎」がくり返し登場する．外科でも内科でも，虫垂炎は常に腹痛鑑別の上位だから，当然といえば当然だ．しかし，同じ虫垂炎と言っても，教科書が変われば執筆者たちの視座がまるで違い，記載内容も大きく変わる．観測地点が異なると富士山のカタチが違って見えるけれど全部同じ富士山だ，みたいなイメージ．

　本書は画像診断の教科書なので，虫垂炎の症状や治療についての記載は少なく，画像オーダーの仕方や虫垂の探し方などが他より細かく書かれている．「放射線診断医ゆえの視座」によって，虫垂炎という表象が描写されている．ではここで，連載第5回で取り上げた『腹痛の「なぜ？」がわかる本』[1] の完全索引から，同じ「虫垂炎」の項目を眺めてみよう．

🐰 プレイバック！市原のオリジナル索引（連載第5回）

読み	項目	サブ項目	掲載ページ
ちゅうす	虫垂炎	——の疼痛刺激伝導路	8
		——は管腔の閉塞から始まる	14
		——は「心窩部痛」か「臍周囲痛」か	15
		——で痛む場所は患者によって心窩部と臍周囲に分かれ ることに気づいた	16
		——の疼痛刺激伝導路	19
		虫垂の内腔が拡張していないため関連痛に乏しく，体性痛が初発症状となった——	66
		一般に腸間膜リンパ節炎は——と似ているといわれるが	70
		——の典型例は本当に教科書の記述どおりだが，非典型例はどこまでも非典型な経過を辿る印象がある	72
		——の初期に「漠然とした不快感」として内臓痛を感じるのに似ている	182

　こちらはもっぱら，**痛みのメカニズム，症候学，**といった切り口なのがおわかりだろう．『画像診断に絶対強くなるワンポイントレッスン』の索引とはまるでかぶっていない．

　おもしろくなってきた．もう1冊見てみよう．連載第4回「**外科の診かた**」[2] の索引で，「虫垂炎」を引いてみる．

🐰 プレイバック！市原のオリジナル索引（連載第4回）

読み	項目	サブ項目	掲載ページ
ちゅうす	虫垂炎	翌日できる医者と言ってもらえるかも（^.^）	102
		夜間原因のわからない腸炎症状で来た患者さん	102
		ベテラン外科医の頭のなかの診断項目もこんなものです	103
		糞石の嵌頓がきつい症例の場合	103
		この見事なエコー写真	103
		これが上行結腸でその下端（ガスエコーが途切れるところ）に虫垂根部があるはず	104
		関連痛について	105
		もともと虫垂のあった場所，すなわち臍周囲の鈍い痛み	105
		関連痛について	105
		虫垂切除術	107
		外科医にならなくても，一生使える技術	107

また違う！**外科の術前検討**における項目が並ぶ．内科と外科でここまで違うというのもあらためて眺めてみると興味深い．外科だって画像で診断しているはずなのに，放射線科の本とは異なるニュアンスを感じられるのもワクワクする．

＊　＊　＊

本稿の冒頭で私はこう述べた．

> "（懸念事項は）本書が「研修医向け」だということだ．いくらなんでも，形態を専門にしている私にとっては，簡単すぎるのではないか．ほとんど知っている内容ばかり記載された本を知らん顔して読んで「わあすごいいい本だ，さあオリジナルの索引を作っちゃうぜ」といつものテンションで語り尽くせるものだろうか．あまりに得るものが少なければ記事を書くのもしんどいなあ"

しかし，自分が業務の中でよく知っているはずの「虫垂炎」1つとっても，教科書が変われば書き方のバリエーションが変わる．病理医としてよく見ていたはずの「虫垂炎」が，他の専門家の目からは似て非なるものとして認識されているのだということを，しみじみ味わう．

> あれっ．

私は気づいた．少しだけ鳥肌が立つ．
「クラミジア」についての記載を，連載第6回「**お母さんを診よう**」[3] と見比べてみる．
「大動脈解離」の項目を，連載第2回「**心エコー塾**」[4] と見比べてみる．
これ……今までに作ってきた索引を，ためしに全部統合してみたら，どうなっちゃうんだろう？ 年次の違い，専門科の違い，複数のカメラが眺めたスナップ写真を統合して，医療界を立体視するような試みが，できるのではないか……？

＊　＊　＊

……あ，『画像診断に絶対強くなるワンポイントレッスン』，いい本ですね．しかも，今もレジデントノートで連載中か．第3シーズン？ 確固たる実績だ．まあ，人気が出るのもわかるなあ．

◆ **参考文献**
1）『腹痛の「なぜ？」がわかる本』（腹痛を「考える」会／著），医学書院，2020
2）『研修医のための外科の診かた、動きかた』（山岸文範／著），羊土社，2019
3）『お母さんを診よう』（中山明子，西村真紀／編），南山堂，2015
4）『Dr. 岩倉の心エコー塾』（岩倉克臣／著），羊土社，2019

Profile

市原　真（Shin Ichihara）
JA北海道厚生連 札幌厚生病院病理診断科 主任部長
twitter　：@Dr_yandel
略　　歴：2003年 北海道大学医学部卒業，2007年3月 北海道大学大学院医学研究科 分子細胞病理学
　　　　　博士課程修了・医学博士
所属学会：日本病理学会（病理専門医，病理専門医研修指導医，学術評議員・社会への情報発信委員会
　　　　　委員），日本臨床細胞学会（細胞診専門医），日本臨床検査医学会（臨床検査管理医）

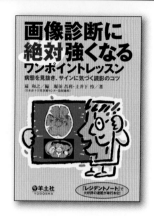
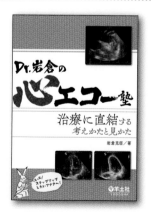

MEDSi　メディカル・サイエンス・インターナショナル

113-0033
東京都文京区本郷 1-28-36

TEL 03-5804-6051　http://www.medsi.co.jp
FAX 03-5804-6055　E-mail info@medsi.co.jp

研修医は読まないで下さい!?

研修医はこの稿を読んではいけません.
ここは研修医を脱皮？した医師が，研修医を指導するときの参考のために読むコーナーです.研修医が読んじゃうと上級医が困るでしょ！

高齢者の転倒 Part4
〜転倒外傷に強くなる〜

福井大学医学部附属病院総合診療部　林　寛之

脊椎圧迫骨折ウンチク編

　超高齢社会ともなると，腰の曲がった人が多くなってくる.これは楔形につぶれた脊椎圧迫骨折が重なった結果だ.年をとれば，骨がもろくなるのも，腰が曲がるのも自然の摂理なんだ.「海老」なんて「腰が曲がるまで長生きしよう」という願いを込めた縁起のいい食べものなんだよね.海老は筋肉の塊で，一気に屈曲して飛ぶように移動するスーパー魚介類なのだ.高齢者がぴょーんと飛んだら，周りは腰を抜かすかも.腰が曲がると畑仕事もしやすいし，物を拾うのも楽になるし，目線も下がって優しくなれる…かも.

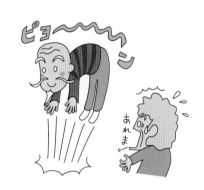

　でもやっぱり脊椎圧迫骨折になったら動くだけですごく痛いんだよね.「治療は安静に寝ているだけでしょ」と冷たくあしらうのではなく，その痛みに共感的になってうまく対応できるようにしたいね.

 患者E　78歳女性　　　　　　　　　　　　　　脊椎圧迫骨折

　「死ぬ〜，死ぬ〜」と大騒ぎしながら，患者Eが腰痛を主訴に救急車で搬送されてきた.ベッドに移すときは悲鳴を上げていた.研修医Kが診察したところ，神経学的異常は認めなかった.

研修医K　「何をしているときに，痛くなりましたか？ 転んだとか尻もちをついたとかないですか？」

患者E　　「何もしとらん.転んでない」

研修医K　「何をしたら痛くなりますか？ じっとしていても痛いですか？」

患者E　　「ずっと痛い.動くと余計痛いけど，じっとしてても痛い.ずーっと痛い」

　研修医Kが診察したところ，痛いという腰の下の方を叩いても痛みは再現されなかった.X線でも骨折なし.研修医Kは上級医Hにコンサルトした.

研修医K　「安静時も腰痛のある，特にがんや外傷の既往もない患者Eですが，腰の下のあたりを痛いというんですけど叩いても痛みは再現されませんでした.神経所見もX線も問題なく…え？ そこ？」

　上級医Hが診察すると，胸腰椎移行部にしっかりと叩打痛あり.カーテン越しに観察する

と，安静時には天使の寝顔で，どう見てもずっと痛がっている様子には見えなかった．さらに家族に話を聞くと，家のローソファーには毎回ドシーンと尻もちをつくように座り込んでいることが判明した．

追加したCTでも骨折は指摘できなかったが，臨床判断で『第12胸椎圧迫骨折』と診断した．入院後撮影したMRIではしっかりと圧迫骨折が描出された．

研修医K

「患者Eは腰の下の方を痛いって言ってたんですよぉ．それに安静時もずっと痛いって言ってたのに…もう患者Eの話は信じられなくなりましたぁ」

脊椎圧迫骨折のPitfalls

女性は50歳以上で閉経するが，4割の人が何らかの骨粗鬆症関連の骨折を経験する．脊椎圧迫骨折のリスクファクターは，骨粗鬆症，高齢，脊椎圧迫骨折の既往，転倒，活動性低下，ステロイド内服（5 mg/日を3カ月以上），その他転倒リスクとなる内服歴，53.1 kg以下の体重，女性，アルコール（女性は2杯/日，男性は3杯/日），喫煙，ビタミンD不足，うつ病など．

脊椎圧迫骨折は第8胸椎〜第4腰椎で起こり，胸腰椎移行部（特に第11胸椎〜第2腰椎）で多い．尻もち，体位変換，咳，くしゃみ，物を持ち上げたときなどに発症する．

70歳代前半の25％，80歳以上の43％に認められ，ありふれた老化に伴う骨折なんだよね（Int J Epidemiol, 24：1171-1177, 1995）．そうは言っても，腰がどんどん曲がると胸郭も変形し，呼吸機能低下，そして逆流性食道炎も起こしてくる．

偽関節形成すると，10.6〜34.8％が慢性疼痛となってしまう．椎体がぐいぐい圧迫されて神経根症状が出ることにより，坐位でいると胃が熱いという亀背の高齢者がいたなぁ．温痛覚はどちらも外側脊髄視床路で伝達されるので，痛みというより「熱い」と訴える高齢者もいるんだ．

患者の訴えを鵜呑みにしない

1）患者の「ずっと」は「ずっと」じゃない

① 体動時痛か安静時痛かを見極めよ

とにかく患者さんはとんでもなく痛いことを『わかってほしい』のだ．患者さんの「ずっと」は実は「ずっと」ではなく，安静時には痛くないとしても，この痛みをわかってほしいがために「ずっと」と表現することが多いんだ．そのとき医師に大事なのは「共感力」！「すごく痛くてお辛いですね」と声をかけてあげよう．ここでプロなら，**体動時に痛いのかどうかをきちんと聞き分ける，確認することが大事**．「寝返り」「オムツ交換時」「ベッドから起き上がるとき」など，日常生活のなかでも特に痛い場面を聞き出す．またカーテン越しに患者の表情を読みとるべし．誰もいないところでは，安静時には「天使の寝顔」である場合，安静時にはそれほど痛みがないのがわかる（図）．だって骨折は通常ギプスで固定したら痛くないでしょ？同様に動かなければ痛みはないんだ．患者の『私の痛いのをわかって』というラブコールをしっかり受け止めつつも，『体動時に痛みが出て，安静時には痛くない』という骨折らしさを見抜くのがプロっていうもの．「そんなぁ，正確な情報を与えてくれないのに，診断無理ですよ」と

いう声が聞こえてきそうだが，そこを見抜くのがプロ．ワンピースのサンジが『女の嘘は許すのが，男だ』と言っていたが，『患者の嘘は許すのが，医者だ』とわれわれは心得ておこう．

② 本当に安静時痛なら…

本当に安静時にも痛みがあるなら，もっと怖い疾患を考えないといけない（表）．特に「**がんの脊椎転移**」と「**感染症**」は見逃したくない．

がんの脊椎転移の，夜間安静時痛はいやな訴えだ．骨痛が多いが，神経根を圧迫している場合もある．骨腫瘍の60％は転移性骨腫瘍であり，10％が脊髄圧迫症候群を呈する．原疾患としては，肺がん，乳がん，消化器がん，前立腺がん，リンパ腫，悪性黒色腫，多発性骨髄腫が多く，原発不明が2％ある．がんの既往は死んでも聞き逃したくないね…あ，死んだら聞けないか．

化膿性脊椎炎や硬膜外膿瘍など感染症も安静時痛が特徴的．「感染だから，発熱くらいあるでしょ」と思っていたら大間違い．**発熱は35～60％にしか認めない**．化膿性脊椎炎の1/3は感染性心内膜炎が原因であるため，血液培養3セットおよび心エコー（できれば経食道心エコー）を必ず行うべし．化膿性脊椎炎の診断にはMRIが一番いい（J Am Coll Radiol, 14：S326-S337, 2017）．とはいえMRIの正診率は90％なので，疑いが晴れない場合は再検が必要だ．硬膜外膿瘍は刺すような鋭い痛みになる．硬膜外膿瘍の見逃しは訴訟に発展しやすいので注意が必要なんだよ（Diagnosis, 6：227–240, 2019）．

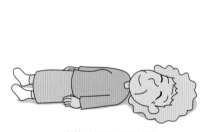
安静時は天使の寝顔

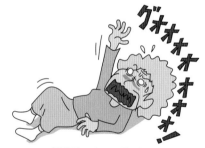
体動時は痛みで絶叫！

図　体動時痛か安静時痛かを見極めよ

表　安静時腰痛の鑑別診断

腫瘍	がんの脊椎転移，原発性脊椎腫瘍
感染	硬膜外膿瘍，化膿性脊椎炎
血液	硬膜外血腫，くも膜下出血（頭部から血液が下りたもの，脊髄くも膜下出血）
その他	強直性脊椎炎（動くと楽になる）
整形外科以外の疾患	大動脈（解離・瘤破裂），泌尿器（腎梗塞，尿路結石，腎盂腎炎，前立腺炎），消化器（膵炎，胆のう炎，消化性潰瘍），骨盤腔内腫瘍，婦人科疾患（卵巣捻転，卵巣出血，異所性妊娠，骨盤腹膜炎，子宮内膜症など），腸腰筋膿瘍，帯状疱疹（皮疹のないものもある），膠原病など

> **患者の「ずっと痛い」は「ずっと」ではない**
> - 患者の痛さを受け止めよ
> - 本当に安静時痛があるのかどうかを見極めよ. 『患者の嘘は許すのが, 医者だ』
> - 脊椎圧迫骨折は体動時痛が主であり, 安静時痛はないか, あっても軽度

2) 患者の「ここが痛い」は「ここ」じゃない

① 本当に痛いのは胸腰椎移行部

　脊椎圧迫骨折患者の多くは腰が痛いと言って, L4, L5付近を手で教えてくれる. こうなると普通の腰痛症を想起してしまうのも無理はない. でも本当に骨折しているのは胸腰椎移行部であることが圧倒的に多い. 残念ながら背中の知覚はかなり鈍感なのだ. 二点識別をみると唇は2〜3 mmと最も鋭敏で, 指は3〜6 mm, 背中は40〜50 mm. 唇は敏感すぎて, キスが好きになる理由も生理学的に理にかなっているけど, 背中の鈍さに至っては, ラブコメ漫画で主人公がヒロインに好かれているのに全然気づかない天然系のボケをかまして読者がじれったくなるくらいに鈍感なんだ. 背中の感覚が鈍いだけでなく, 患者さんの手がうまく届かないのも手伝い, 多くの患者さんは腰の下の方が痛いと言ってくるので, 決して皆さんは騙されないようにしよう.

　また四足歩行動物の脊椎はほぼまっすぐなのに対して, 人間の脊椎が解剖学的にS字カーブ状に曲がったからこそ, 人間は重い頭部を支えて二足歩行ができるようになったんだ. したがって脊椎の曲がり角が, 垂直方向の力に対して影響を受けやすいため, 胸腰椎移行部に圧迫骨折が多いのも理屈に合う.

② 身体所見は必殺, ゲンコツパンチ

　診断には必殺, **ゲンコツパンチ（closed fist percussion sign）** が有用だ（感度87.5 %, 特異度90 %）. 感度がそれほど高くないのは, 叩き方がヘタクソか, すでに数日経っていると痛みに鈍くなっていることがあるからだろう.

　方法として, まずは痛くないはずの腰の下の方から叩いて徐々に胸腰椎移行部の方へ上がっていく. 大きく振りかぶる必要はなく, **10〜15 cmくらいの高さから, 最後に押さえつけるように脊柱正中を叩くのが, 骨に響かせるコツ**. 片方の手掌を当ててその上から叩くのでは骨に響かないのでダメ. 骨折部位を叩いた瞬間, 「グォォォ〜！」と患者さんが悲鳴を上げるので, すかさず「そんなに強く叩いたらダメだよ」と横にいる研修医に責任をなすりつけよう. どうせ患者は後ろが見えないので, だれが叩いたのかわからないから…フッフッフ（嘘だよ〜そんなことしちゃダメだよ）. でも, 濡れ衣を着せられながら, 「え？ 俺っすか？ なんかわからんけど, スミマセ〜ン！」と明るく答える研修医は私は大好きだ（本当にやってるんかい！？）. **これで痛がるようなら, 画像がなんであれ, 骨折があると自信をもって臨床診断しよう.**

　仰臥位になると痛い（supine sign） という訴えは, 感度81.25 %, 特異度93.33 %. 確かに仰臥位でいると, 脊椎後弯が強制的に伸ばされるため痛い. だからもし仰臥位になるなら, 膝を立てられるように膝の下に布団を丸めたものを入れた方がいい. むしろ仰臥位から態勢を戻

したり，寝返りをうったりすることでひどく痛がる方が，圧迫骨折らしいよね．側臥位になるなら，丸くなって，左右の膝の間に座布団を挟む方が，脊椎の側弯を予防できていい．

3) 患者の「転んでいない」は否定の材料に使わない

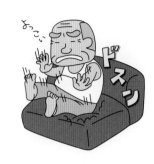

尻もちをつかなければ骨折しないと思ってはいけない．そもそも骨がスカスカだと，物を持ち上げたり，くしゃみをしたりするだけで骨折を起こす．なんと脊椎圧迫骨折の30％はベッド上安静時に発症しており，これって骨より筋肉の方が強いってことだよね（Am Fam Physician, 69：111-116, 2004）．

脊椎圧迫骨折では外傷歴は不問とすべきであり，外傷歴がないのは決して骨折の否定の材料には使えない．少しずつ骨折が積み重なって潰れていく例もある．家の様子を家人に聞くと，ローソファーに毎回ドシーン！と落ちるように座っている高齢者は，大腿四頭筋の筋力低下のためそのような座り方をするのであり，これが骨折の契機になっていることがある．情報は家人からも聞かないといけないんだよ．

X線検査を鵜呑みにしない

● X線で骨折があろうがなかろうが，"So what？"

X線で脊椎圧迫骨折を認めたからといって，それが新しいものか古いものかは画像からは判断できない．やはり臨床診断するしかないのだ．きちんと診察したら，筋・筋膜性腰痛や椎間関節症であることがよくあるけど，すぐ画像検査で判断しようとすると変な誤診が起こってしまう．

X線では椎体高が20％以上，または4mm以上潰れていれば脊椎圧迫骨折と診断する．新鮮骨折でしっかりと楔型に変形するのはたった10％しかない．残念ながら，**X線の感度は85.6％，特異度67.6％となかなかのショボさなんだ**（J Orthop Surg Res, 9：96-102, 2014）．またほかの報告ではX線の感度は87％，MRIの感度は98％であった（J Orthop Sci, 8：463-466, 2003）．臥位だと脊椎の圧迫が補正されてしまう場合もあるので，できれば立位で側面X線を撮影したほうがわかりやすい．ま，実際は痛くて患者さんは立ってくれないけどね．

CTでさえ，MRIと比較すると7.3〜22％は骨折を見逃してしまう．通常のCT読影では骨折が見えにくくても，CT値（Hounsfield attenuation units）のカットオフを29.6とすると，感度は92.7％と結構いい．人間の目には見えなくてもCTの微妙な灰色の変化を確認するのって骨髄の浮腫を見つけるのに役に立つんだ．

MRIで評価すると脊椎圧迫骨折では骨髄内の浮腫を認める．CTでは骨皮質のずれがないと骨折は指摘できない．やっぱりMRI最強！脊椎圧迫骨折が高度または破裂骨折である場合や痛みが治らない場合は，脊髄腔内に骨片が飛び出していないかCTまたはMRIで検索する必要がある．

MRIは悪性腫瘍の骨転移を伴う圧迫骨折も鑑別できる．骨粗鬆症性圧迫骨折のMRIの感度は100％，感染性圧迫骨折の感度は100％，悪性腫瘍性圧迫骨折の感度は96％という．

MRIは役に立つけど，まずはX線やCTで評価して，そのうえで骨折が指摘できなくても臨床診断でどうしても疑わしいときに撮るようにしよう．

```
脊椎圧迫骨折の Pitfalls
● 患者の訴えより，胸腰椎移行部を「ゲンコツパンチ」で確認しよう
● 外傷歴はなくても否定できないと心得よ
● X線やCTで骨折がわからず，MRIでしかみつからないこともある．骨折は臨床診断
  が大事
```

脊椎圧迫骨折の治療の3原則

　脊椎圧迫骨折の治療は ① 疼痛管理，② 機能改善，③ 将来の骨折予防の3原則が大事．世のなかにはさまざまなガイドラインが出ているものの，必ずしもコンセンサスが得られているわけではない．

　骨折は動かなければ痛くないわけだが，寝てばかりいるとあれよあれよと筋力が落ちてしまう．家ならトイレくらい歩いたはずなのに，入院していると生活環境の違いでベッドから1 mmも動かず，活動性が落ちて認知症が進んでしまう．6カ月後に完全寝たきりになる症例が5.7%，疼痛残存が10.0%，認知機能低下（MMSEで2点以上低下）18.3%となってしまう（別冊整形外科，63：160-163，2013）．リハビリに特化していない病院だと，リハビリが十分できないので，早期にリハビリ病院へ転院するのが患者さんのためである．

　潰れた椎体をセメントで固める椎体形成術〔経皮的椎体形成術（percutaneous vertebroplasty kyphoplasty）とバルーン後弯矯正術（balloon kyphoplasty）〕も見通しの明るい治療法だ．術後早期にリハビリが可能で約3日で歩けるようになる．ただし手術のタイミングや適応にまだ議論の余地がある．当初の報告では手術のタイミングが遅く，サンプル数が少なく，質の低い論文が多く，効果については懐疑的だった（N Engl J Med, 361：569-579, 2009 ／ N Engl J Med, 361：557-568, 2009）．骨折した椎体をセメントで強くしても，約2割が次の年にはすぐ隣の脊椎を骨折するので，すべての骨を強くしておく必要もある．2016年VAPOUR研究で，早期の椎体形成術により除痛のみならず，早期離床・早期退院が可能と報告された．疼痛が強い急性期（6週以内，3週以内でも可）は椎体形成術のよい適応かもしれない．ただしセメントが髄腔にもれてしまう合併症もあり，リスクがないわけでもないので，今後の技術革新が望まれる．医学の進歩は目覚ましく，円筒やコイルで潰れた椎体を持ち上げてセメントを充填する方法まで開発されてきている．

　治療の詳細はガイドライン等を参照してね．

Check！ 文献

1) Spratt DE, et al：An integrated multidisciplinary algorithm for the management of spinal metastases：an International Spine Oncology Consortium report. Lancet Oncol, 18：e720-e730, 2017 (PMID：29208438)

　↑転移性脊椎腫瘍の治療に関するレポート．骨腫瘍の60%は転移性骨腫瘍であり，10%が脊髄圧迫症候群を呈する．放射線治療で60%は約4カ月間除痛できる．機械的安定度，神経学的リスク，がんの特性，治療法によって適切な治療アルゴリズムを提示．

2) Zimmerli W：Clinical practice. Vertebral osteomyelitis. N Engl J Med, 362：1022-1029, 2010（PMID：20237348）

　↑必読文献．化膿性脊椎炎のreview．高齢者ほど多い疾患で，86％が腰痛を訴える．腰椎58％，胸椎30％，頸椎11％の頻度．発熱は35～60％に認めるだけ．神経所見を呈するのは38％．白血球増多は64％にしか認めない．一方，赤沈の感度は98％，CRPの感度は100％と高く，治療経過はCRPで追うといい．感染源が同定できるのは51％だけ．非常に強く鋭い刺すような痛みの場合は硬膜外膿瘍の合併を疑う．尿路感染，皮膚軟部組織感染，心内膜炎，滑液包炎，化膿性関節炎などから黄色ブドウ球菌などが飛んでくるっていうわけ．化膿性脊椎炎の1/3は感染性心内膜炎が原因となっている．したがって血液培養は3セットとっておく必要がある．血液培養の感度は58％．MRIの正診率は90％で最もいい．最初はひっかからないことがあるので，臨床的に常に疑うことが大事．

3) Berbari EF, et al：2015 Infectious Diseases Society of America（IDSA）Clinical Practice Guidelines for the Diagnosis and Treatment of Native Vertebral Osteomyelitis in Adults. Clin Infect Dis, 61：e26-e46, 2015（PMID：26229122）

　↑化膿性脊椎炎のIDSA（アメリカ感染症学会）ガイドライン．**必読文献**．疑ったら，血液培養が陰性でも骨生検しないといけないんだよ．

4) Abdel-Wanis ME, et al：Sensitivity, specificity and accuracy of magnetic resonance imaging for differentiating vertebral compression fractures caused by malignancy, osteoporosis, and infections. J Orthop Surg（Hong Kong）, 19：145-150, 2011（PMID：21857034）

　↑80人の脊椎圧迫骨折に対するMRIの感度，特異度，正診率を調査した小規模スタディ．ただ骨粗鬆症のみならず，悪性腫瘍や感染によるものも比較検討し，骨生検で確認しているのがすごいところ．骨粗鬆症性圧迫骨折の感度は100％，感染性圧迫骨折の感度100％，悪性腫瘍性圧迫骨折の感度は96％であった．悪性腫瘍によるものは後ろに凸の辺縁，椎弓根を含む骨折，後方部の骨折などの所見が役に立つ．

5) McCarthy J & Davis A：Diagnosis and Management of Vertebral Compression Fractures. Am Fam Physician, 94：44-50, 2016（PMID：27386723）

　↑**必読文献**．50歳以上の女性は人生のうちで4割の人が骨粗鬆症関連の骨折を経験する．脊椎圧迫骨折を起こすと1.2倍死亡率が増えてしまう．

6) Parreira PCS, et al：An overview of clinical guidelines for the management of vertebral compression fracture：a systematic review. Spine J, 17：1932-1938, 2017（PMID：28739478）

　↑脊椎圧迫骨折の4つのガイドラインを比較検討．X線による診断を推奨しているのは2つのみ．椎体形成術やバルーン後弯矯正術は3つのガイドラインで推奨されている．床上安静，体幹固定，電気刺激，運動療法に関しては一貫した推奨はみられなかった．

7) Langdon J, et al：Vertebral compression fractures--new clinical signs to aid diagnosis. Ann R Coll Surg Engl, 92：163-166, 2010（PMID：19995486）

　↑**必読文献**．83人の小規模スタディ．ゲンコツパンチ（closed fist percussion sign）の感度87.5％，特異度90％．仰臥位になると痛い（supine sign）ときは感度81.25％，特異度93.33％．でも実際は体動時にすごく痛いのが脊椎圧迫骨折の特徴．安静時には天使の寝顔なんだよねぇ．

8) Lentle BC, et al：Imaging of Osteoporotic Fractures on XR, CT, and MR. Curr Radiol Rep, 2：32-40, 2014

　↑圧迫骨折の60％はほぼ症状がないので診断が難しい．骨粗鬆症の画像診断はすべてどれがいいかどうかなんてコンセンサスはイマイチ．

9) Qasem KM, et al：Discriminating imaging findings of acute osteoporotic vertebral fracture：a prospective multicenter cohort study. J Orthop Surg Res, 9：96-102, 2014（PMID：25300643）

　　↑受傷2週間以内に139の脊椎圧迫骨折（136人）をX線とMRIで比較検討した小規模スタディ．X線の感度は85.6％，特異度は67.6％しかない．75％以上の潰れが一番骨折の有無を検討するのによいカットオフと結論づけるが，臨床はそんな単純なもんじゃないよね．

10) Mauch JT, et al：Review of the Imaging Features of Benign Osteoporotic and Malignant Vertebral Compression Fractures. AJNR Am J Neuroradiol, 39：1584-1592, 2018（PMID：29348133）

　　↑良性と悪性の脊椎圧迫骨折の鑑別点についてのreview．MRIは役に立つが，そんなに簡単な話ではないことがわかる．放射線科の先生ってすごいなぁ．

11) Henes FO, et al：Detection of occult vertebral fractures by quantitative assessment of bone marrow attenuation values at MDCT. Eur J Radiol, 83：167-172, 2014（PMID：24144447）

　　↑36人の脊椎圧迫骨折患者にMD-CTおよびMRIを施行した．CT読影の感度は78.0％しかなかったが，CT値（Hounsfield attenuation units）のカットオフを29.6とすると，感度は92.7％と跳ね上がった（正診率は97.4％）．これは骨髄の浮腫を見つけるもので，人間の目ではさすがに見つけられないよねぇ．でもCT値を利用しても7.3％は見逃すっていうことであり，ましてや肉眼で評価したら22％も見逃すんだよね．

12) 骨粗鬆症の予防と治療ガイドライン作成委員会：骨粗鬆症の予防と治療ガイドライン2015年版．2015
http://www.josteo.com/ja/guideline/doc/15_1.pdf

　　↑日本骨粗鬆症学会・日本骨代謝学会・骨粗鬆症財団合同のガイドライン．

No way！アソー！モジモジ君の言い訳　〜そんな言い訳聞き苦しいよ！ No more excuse！No way！アソー（Ass hole）！

×「ずっと痛いって言ってるんですけど，X線で骨折は認めなくって…」

→よくみてごらん．安静時は天使の寝顔だよ．体動時にのみ激痛なんだ．X線では見逃しやすいので，しっかりゲンコツパンチで身体所見をとろう．

×「X線とCTで脊椎圧迫骨折あるみたいなんです」

→こんなに動ける脊椎圧迫骨折なんてないでしょ．それは古い骨折が映っただけだよ．ゲンコツパンチでも微動だにせず，楽勝な顔してるじゃないか．これは新鮮骨折はないよ．

×「X線ではっきり脊椎圧迫骨折あるんですよ」

→こんなに潰れていたら，むしろ破裂骨折じゃない？ CTで脊髄腔に骨片が出ていないか確認しておかないとダメだよ．

×「CTも正常だから骨折はないんじゃないですか？」

→CTでさえ，MRIと比較すると7.3〜22％は骨折を見逃してしまう．ゲンコツパンチはしっかり陽性だから，後日MRIで評価しよう．

× 「座ると胃が熱いって，ドクターG病じゃないっすか？」

→ 熱いというのは痛覚と同じなんだ．こんなに亀背が強くて，脊椎圧迫骨折が偽関節になっているから，肋間神経の神経根症状が出ているんだよ．こんなに背中が曲がったらコルセットすらうまくあわないんだろう．腰を伸ばすようにクッションを抱えてもらおう．ホラ？痛みがとれるでしょ？ アレ？ クッション持って帰りたいって？ それ，私のだけど…ま，いいか，差し上げますよ（実話）．

林　寛之（Hiroyuki Hayashi）：福井大学医学部附属病院救急科・総合診療部

総合診療医・総合内科養成の「虎の穴」が福井に誕生しました．名付けて，GGG（Global General Good doctor）センター（https://ggg.med.u-fukui.ac.jp/）．ドクターGのパクリ？って，はい，そうです．トリプルGと呼んでください．全国の医学生，初期研修医は毎月のZoom勉強会にも参加できます（人数制限あり）．福井県在住なら，医学生，初期研修医，後期研修医まで参加可能です．日本のそして世界のGreat generalistがワクワクする講義をしてくれますよ．さらにこの教育支援を使えば，福井県内でさまざまな臨床スキルを身につけることができ，ワークショップも参加できて，世界どこでも通用する医者になっちゃうよ．待ってるよぉ～！

1986　自治医科大学卒業	日本救急医学会専門医・指導医
1991　トロント総合病院救急部臨床研修	日本プライマリ・ケア連合学会認定指導医
1993　福井県医務薬務課所属　僻地医療	日本外傷学会専門医
1997　福井県立病院ER	Licentiate of Medical Council of Canada
2011　現職	

★後期研修医大募集中！ 気軽に見学にどうぞ！ Facebook⇒福井大学救急部・総合診療部

対岸の火事

他山の石

研修医が知って得する日常診療のツボ

中島 伸

他人の失敗を「対岸の火事」と笑い飛ばすもよし，「他山の石」と教訓にするのもよし．研修医時代は言うに及ばず，現在も臨床現場で悪戦苦闘している筆者が，自らの経験に基づいた日常診療のツボを語ります．

その237
外来でイライラしないコツ

初期研修医の皆さん，外来研修は順調に進んでいますか？ 私自身もこれまで何十人という個性豊かな研修医の指導を楽しんできました．皆さん，診察の丁寧さだとか医学的な判断の妥当性だとかは悪くないのですが，1つアドバイスするなら，患者さんや紹介元医療機関のニーズを掴めず対応できていない，ということが多々あるように思います．「なぜこの人は当院を受診しようと思ったのか？」「○○クリニックは当院に対して何を求めているのか？」ということを意識して診療し，患者さんや紹介元医療機関の満足度向上につなげられるといいですね．

さて，かくいう私も外来診療を続けて30年以上になりますが，まだまだ未熟者であるということを感じさせられます．その1つが，診察中にイライラさせられる，ということ．研修医の皆さんは病歴聴取や身体診察に精一杯かもしれませんが，余裕ができるにつれて私の言っている意味が徐々にわかってくるものと思います．今回は，外来診療研修の延長線上にある「外来診察中にイライラしないコツ」を考えてみましょう．

尋ねたことに答えてくれない！

まずはどのような場合にイライラするのか？ ですが，1つは尋ねたことに対して的確な答えが返ってこないときです．例えば，このようなやり取りな

ら問題はありません．

中島「頭痛はいつからありますか？」
患者「3カ月ほど前からです」
中島「どのような頭痛ですか？」
患者「ズキンズキンとした痛みといいましょうか」
中島「念のためお伺いしますが，突然殴られたような痛みではないですね」
患者「突然ではありません」
中島「頭痛が来る前に何か前兆のようなものはありますか？」
患者「毎回ではありませんが，目の前にキラキラしたものが見えることがあります」

こんな感じであれば，話がポンポン進んで診断まで一直線です．しかし，得てして尋ねたことに答えてくれないのが患者さんです．

中島「頭痛はいつ頃からありますか？」
患者「頭の横と後ろが痛いです」
中島「えっと，頭痛のはじまった時期をお伺いしているのですけど」
患者「昨日も痛くなりました」
中島「昨日，突然痛くなったのでしょうか」
患者「吐き気もします」
中島「あの，どのような感じの頭痛でしょうか？」
患者「昨日は会社を早退したんですよ」

本人に悪気はないのでしょうが，いつまで経っても病歴聴取が終わりません．思わず「訊いた質問に答えてください！」と言いそうになりますが，そういうわけにもいきません．以前，本当にこの台詞を言って大問題になった先生がいました．皆さんもご注意ください．

では，このような場合にどう対処すべきでしょうか？ まず自らの怒りの由来を分析しましょう．得てして怒りというのは相手に対する期待と現実の間に大きなギャップがあるときに生じます．今回でいえば，相手に対する期待が「患者さんは質問に対して的確に答えてくれる」というもので，現実は「患

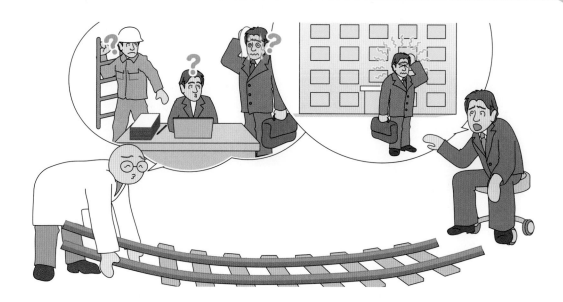

者さんはこちらの質問を無視して言いたいことを言う」というものです．この状況はわれわれの力で変更することはできません．なので，最初から「患者さんはこちらの質問などは聴いておらず，まずは自分の言いたいことを言う」と，相手に対する期待のハードルを下げておくことをお勧めします．そうすると腹が立つことはありません．

いったん相手の話を聞こう

とはいえ，われわれはプロフェッショナルとして診断や治療のための情報を得る必要があります．単に自分が怒りを覚えなかったら合格というわけではありません．ではどうすべきか？ 私はいったん，相手の発言を聞くことをお勧めします．上の例でいえば，患者さんは「頭の横と後ろが痛い，昨日も痛くなった，吐き気もする，会社を早退した」と言っているわけですから，いかに自分が辛い思いをしたか，ということを聞いてもらいたいのだと思われます．そこで，「会社を早退した」という最後の発言から，以下のやりとりにもっていきましょう．

患 者 「昨日は会社を早退したんですよ」
中 島 「早引きするのはよっぽどですね．ちなみにお仕事はどのようなことを？」

患 者 「建築関係です」
中 島 「肉体労働，デスクワーク，外回りに分けたらどうなりますか？」
患 者 「営業なので外回りとデスクワーク半々です」
中 島 「午後のアポはキャンセルしたんですか？」
患 者 「幸い午後は外勤予定はありませんでした」
中 島 「よかったですねえ」

こんなふうに話を合わせるとこちらのレールの上に乗ってくれるので，あらためて必要な情報をとりに行きます．

中 島 「頭痛は昨日がはじめてですか？」
患 者 「以前からありました」
中 島 「もともと頭痛もちだったとか」
患 者 「いえ，若い頃は特に頭痛を感じたことはありませんでした」
中 島 「では，3年ほど前からですか？」
患 者 「そんなに前ではありません」
中 島 「じゃあ3カ月ほど前からでしょうか？」
患 者 「そのくらいですね」

このような流れにするとスムーズな病歴聴取が可能となるわけです．「質問にちゃんと答えないのが

悪い！」と一方的に怒ったとしても問題は何も解決しません．

わからないことを聞かれたら…

イライラさせられるパターンその2．他の医療機関の治療についてどう思うかと尋ねられるときです．例えば，以下のやりとりです．

患　者「膝が痛いので近くのクリニックで薬をもらっているんやけど」
中　島「ええ」
患　者「なかなか治らへんから」
中　島「はあ…」

脳外科外来でそんなことを尋ねられてもわかるはずがありません．でも患者さんはお構いなしです．

患　者「ホンマにこの薬でええんやろか」
中　島「それは薬を出している先生に尋ねるべきじゃないですか？」
患　者「痛み止めだけで根本的な治療をしてもらってへんし」
中　島「いやいやいや，脳外科の人間に膝のことはわかりませんから」

正面から真面目に答えたのですが，この方は怒って帰ってしまいました．これも決して珍しくないパターンで，たとえ脳神経外科という看板がかかっていても，たとえ別の医療機関の治療であっても，それとは関係なしに患者さんは質問してきます．これも先ほどと同じで，われわれには変えようのない現実であり，こちらで適応するしかありません．とはいえ，忙しい外来の最中に真剣に膝の話をするわけにもいかないので，耳を傾けているポーズをとることが大切です．

中　島「ちょっと膝を見せてくれますか？」
患　者「（膝を露出しつつ）こんな感じですわ」
中　島「（懐中電灯で照らしながら）なるほど．動かすと痛いわけですね」

懐中電灯を手に持つというのが重要です．面倒だと思っても，手に持った懐中電灯に引きずられて自然に膝を診る姿勢になります．患者さんも真剣に診てもらっていると納得することでしょう．

患　者「やっぱり根本的な治療をせなアカンのでしょうか？」
中　島「そうかもしれませんねえ」
患　者「今の薬はあってまへんのやろか？」
中　島「なんという名前の薬ですか」
患　者「それが持ってきてまへんのや．持ってきたらよかったなあ」
中　島「次回にでも教えてください」

結局，患者さんも愚痴をこぼしているだけなので，適当な相槌を打っておくのが無難です．真剣に答えるとかえってこじれます．おそらく，この方は3カ月後の再診では薬のことどころか膝のこともすっかり忘れてしまっていることでしょう．

ということで，外来診療でイライラさせられる2つのパターンとその対処法を紹介いたしました．このようなパターンは無数にあるわけではないので，自分にあった対処法をあらかじめ考えておいてから外来診療に臨むべきだと思います．皆さんのお役に立つことを期待しています．

最後に1句

> 外来で　イライラすること　あったとて
> 　　数は少ない　スキルで乗り切れ

中島　伸
（国立病院機構大阪医療センター脳神経外科・総合診療科）
著者自己紹介：1984年大阪大学卒業．脳神経外科・総合診療科のほかに麻酔科，放射線科，救急などを経験しました．

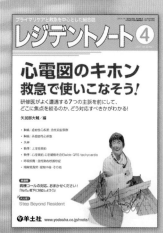
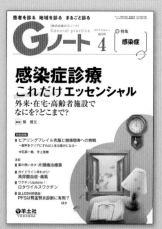
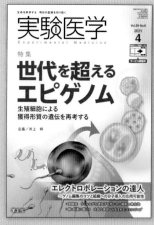
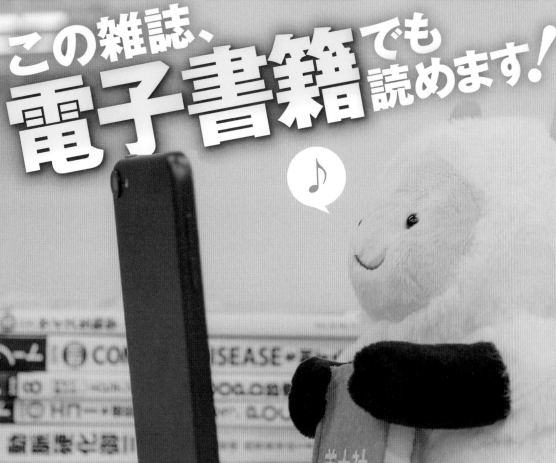

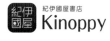

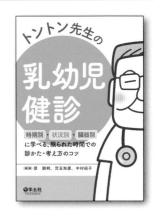
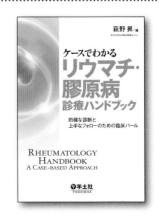

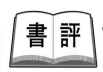

BOOK REVIEW

トントン先生の乳幼児健診

**時期別・状況別・臓器別に学べる、
限られた時間での診かた・考え方のコツ**

編／原　朋邦，児玉和彦，中村裕子
定価 3,960円（本体 3,600円＋税10%），
B5判，203頁，羊土社

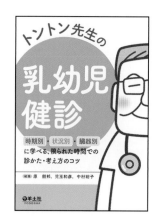

◆ 成書であり聖書

　小児科医が一番小児科医らしく輝くのが乳幼児健診です．

　乳幼児健診には相当高度なスキルが必要です．特に難しいのは時間制限があるにも関わらず，一見問題がなさそうなところから問題点を抽出しないといけないこと，そして保護者の心配に答え，子育てを励まさないといけないことだと考えてきました．

　しかし現実には，健診の現場ではあまりの人数とタスクの多さに比較しての自分の腕のなさに「あきらめ」が生じ，私が見逃しても残りの健診で見つけてくれるかもと「あきらめている」若い小児科レジデント（かつての私）も多いように感じます．一方でそのタスクと実力のギャップに打ちのめされて凹んでいるのに，誰も教えてくれない，良い参考書に巡り合えていない，と嘆いている真面目な若手医師もいます．

　そんな彼らに本書は福音となるでしょう．原先生，児玉先生，中村先生編集の本書には，第1章で時期別のエッセンスが「見開き一枚」で書かれています．私が乳幼児健診に行くときはその時期の健診の該当部分をコピーして持って行きます．第2，3章は重要な症候学が知る人ぞ知るエキスパートによって記述されています．私は気になった症候があれば，捜し物をする振りをして，バックヤードに入ってこそこそとその部分を読むでしょう．そして第4章のコミュニケーションの実践法，これは小児科入局後最初のオリエンテーションで声に出して読ませたい文章です．これは乳幼児健診参考書という枠を超えた智慧の章です．

　そして最大の私のお気に入りは原先生のコーヒーブレイクです．短い文章ながら，ユーモアありそして説得力もあります．素晴らしい言説です．購入を迷っている方はまず「トントン先生のコーヒーブレイク」を読んでみてください．

　事程左様に，本書は乳幼児健診をするすべての方への成書であります．

　また，上述のあきらめがち君，凹みさんを救ってくれるいわば乳幼児健診のバイブル（聖書）と言えるでしょう．迷える子羊たちよ！このバイブルを手に取り，乳幼児健診という天国のように楽しく美しい世界にどっぷりつかってみましょう．きっと健康な子どもたちから癒され，心に平和愛溢れる医師人生を送ることができますよ．知らんけど．

（評者）笠井正志

（権威主義ではない医師代表＠兵庫県立こども病院 感染症内科）

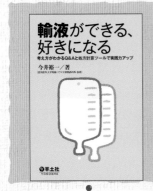
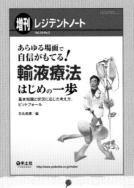
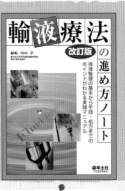
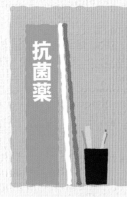
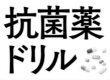
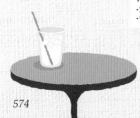

発行 ⑨羊土社

救急

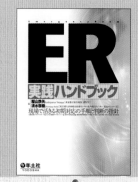

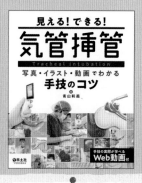

ERで必要な臨床知識を
網羅した決定版！役立
つテクニックが満載

- 定価 6,490円(本体 5,900円+税10%)
- 978-4-7581-1781-4

創処置のスタンダードを
まとめた"縫合の赤い本"，
ついに翻訳！

- 定価 11,000円(本体 10,000円+税10%)
- 978-4-7581-1856-9

術者目線の豊富な写真と
イラストで，手技のポイ
ントがよくわかる

- 定価 4,950円(本体 4,500円+税10%)
- 978-4-7581-1120-1

ICU

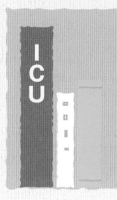

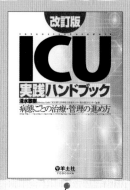

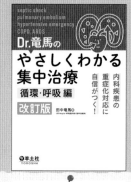

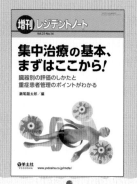

ICUの大定番！実践を
重視した現場で頼れる
ロングセラー

- 定価 7,260円(本体 6,600円+税10%)
- 978-4-7581-1845-3

田中竜馬先生の大好評
書！集中治療の基本がよ
くわかる1冊

- 定価 4,400円(本体 4,000円+税10%)
- 978-4-7581-1883-5

重症患者の管理や治療
が好きになる，1番最初
に読む入門書！

- 定価 5,170円(本体 4,700円+税10%)
- 978-4-7581-1636-7

外科

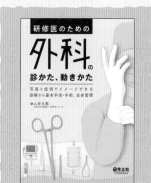

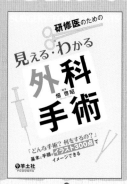

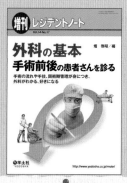

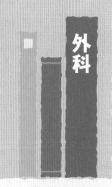

「何を診て」「どう動くか」
がよくわかる外科研修の
必携書！

- 定価 5,280円(本体 4,800円+税10%)
- 978-4-7581-1852-1

初期研修医向けに外科
手術のキホンと手順を
噛みくだいて解説！

- 定価 4,620円(本体 4,200円+税10%)
- 978-4-7581-1780-7

外科の基本，周術期管
理の基本がゼロからわ
かる！

- 定価 4,950円(本体 4,500円+税10%)
- 978-4-7581-0544-6

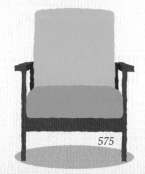

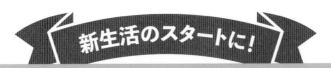

新生活のスタートに！

レジデントノート & 研修医フェア
開催書店のお知らせ

ただいま，全国書店では春の研修医シーズンに合わせ"研修医フェア"を開催しております．
フェア期間中は羊土社書籍をはじめ研修医のみなさまの力になる書籍が勢ぞろいいたします．
ぜひ一度足をお運びください！

■ フェア開催書店一覧 ■

＜北海道・東北＞

北海道	紀伊國屋書店 札幌本店	5/31頃まで
北海道	コーチャンフォー 大橋店	5/31頃まで
北海道	三省堂書店 札幌本店	5/31頃まで
北海道	MARUZEN&ジュンク堂書店 札幌店	5/31頃まで
岩手	エムズエクスポ 盛岡店	5/31頃まで
岩手	丸善 岩手医科大学矢巾売店	7/15頃まで
宮城	丸善 仙台アエル店	6/10頃まで
山形	高陽堂書店	5/16頃まで
福島	紀伊國屋書店 福島県立医科大学	6/30頃まで
福島	ジュンク堂書店 郡山店	5/31頃まで

＜関東＞

群馬	紀伊國屋書店 前橋店	5/15頃まで
千葉	志学書店	5/31頃まで
千葉	ジュンク堂書店 南船橋店	5/31頃まで
千葉	丸善 津田沼店	5/31頃まで
神奈川	紀伊國屋書店 横浜店	5/25頃まで
神奈川	ジュンク堂書店 藤沢店	5/31頃まで
神奈川	有隣堂本店 医学書センター	5/31頃まで
神奈川	有隣堂医学書センター 北里大学病院店	6/30頃まで

＜東京＞

東京	医学堂書店	7/31頃まで
東京	紀伊國屋書店 新宿本店	5/15頃まで
東京	三省堂書店 神保町本店	5/31頃まで
東京	ジュンク堂書店 池袋店	5/31頃まで
東京	ジュンク堂書店 吉祥寺店	5/31頃まで
東京	ジュンク堂書店 立川高島屋店	5/31頃まで
東京	丸善 お茶の水店	6/30頃まで
東京	丸善 多摩センター店	5/30頃まで
東京	丸善 日本橋店	5/31頃まで
東京	丸善 丸の内本店	5/30頃まで
東京	MARUZEN&ジュンク堂書店 渋谷店	5/30頃まで
東京	八重洲ブックセンター本店	5/31頃まで

＜甲信越・北陸＞

新潟	考古堂書店	6/30頃まで
新潟	ジュンク堂書店 新潟店	5/31頃まで
新潟	新潟 西村書店	6/30頃まで
石川	金沢ビーンズ 明文堂	5/31頃まで
山梨	ジュンク堂書店 岡島甲府店	5/1まで

＜東海＞

静岡	ガリバー 浜松店	6/30頃まで
静岡	谷島屋 浜松本店	5/30頃まで
愛知	三省堂書店 名古屋本店	5/30頃まで
愛知	丸善 名古屋本店	5/31頃まで

＜関西＞

滋賀	大垣書店 フォレオ大津一里山店	5/30頃まで
滋賀	喜久屋書店 草津店	5/20まで
京都	大垣書店 イオンモール京都店	6/10まで
京都	神陵文庫 京都営業所	6/30頃まで
京都	丸善 京都本店	5/31頃まで
大阪	紀伊國屋書店 梅田本店	5/31頃まで
大阪	紀伊國屋書店 グランフロント大阪店	5/31頃まで
大阪	ジュンク堂書店 大阪本店	5/31頃まで
大阪	神陵文庫 大阪支店	5/31頃まで
大阪	神陵文庫 大阪医科薬科大学店	5/31頃まで
大阪	神陵文庫 大阪大学医学部病院店	5/31頃まで
大阪	MARUZEN&ジュンク堂書店 梅田本店	5/31頃まで
兵庫	ジュンク堂書店 三宮店	6/30頃まで
兵庫	神陵文庫 本店	5/31頃まで

＜中国＞

島根	島根井上書店	5/31頃まで
岡山	喜久屋書店 倉敷店	6/30頃まで
岡山	神陵文庫 岡山営業所	5/31頃まで
岡山	丸善 岡山シンフォニービル店	5/31頃まで
広島	紀伊國屋書店 広島店	5/30頃まで
広島	ジュンク堂書店 広島駅前店	5/31頃まで
広島	神陵文庫 広島営業所	5/31頃まで
広島	フタバ図書 TERA広島府中店	5/31頃まで
山口	宇部 井上書店	5/31頃まで

＜四国＞

徳島	紀伊國屋書店 徳島店	5/31頃まで
徳島	久米書店 医大前店	5/31頃まで
愛媛	ジュンク堂 松山店	5/31頃まで
高知	金高堂 本店	5/31頃まで
高知	金高堂 高知大学医学部店	5/15頃まで

＜九州・沖縄＞

福岡	紀伊國屋書店 久留米店	5/16頃まで
福岡	九州神陵文庫 本社	5/20頃まで
福岡	ジュンク堂書店 福岡店	5/31頃まで
福岡	丸善 博多店	5/5頃まで
佐賀	紀伊國屋書店 佐賀大学医学部ブックセンター	6/25頃まで
長崎	紀伊國屋書店 長崎店	6/30頃まで
大分	紀伊國屋書店 アミュプラザおおいた店	5/31頃まで
宮崎	未来書房 宮崎店	5/9頃まで
鹿児島	紀伊國屋書店 鹿児島店	5/31頃まで
鹿児島	ジュンク堂書店 鹿児島店	5/16頃まで
鹿児島	ブックスミスミ オプシア店	5/31頃まで
沖縄	ジュンク堂書店 那覇店	5/16頃まで

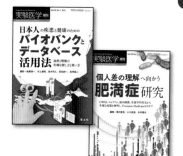

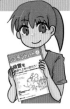

プライマリケアと救急を中心とした総合誌

レジデントノート

定価2,200円（本体2,000円＋税10％）

Back Number

お買い忘れの号はありませんか？

すべての号がお役に立ちます！

2021年5月号（Vol.23 No.3）

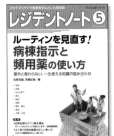

ルーティンを見直す！病棟指示と頻用薬の使い方

意外と教わらない、
一生使える知識の詰め合わせ

編集／松原知康、宮崎紀樹

2021年4月号（Vol.23 No.1）

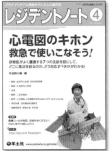

心電図のキホン救急で使いこなそう！

研修医がよく遭遇する7つの主訴を
前にして、どこに焦点を絞るのか、
どう対応すべきかがわかる！

編集／矢加部大輔

2021年3月号（Vol.22 No.18）

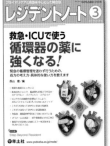

救急・ICUで使う循環器の薬に強くなる！

緊急の循環管理を迷わず行うための、
処方の考え方・具体的な使い方を
教えます

編集／西山　慶

2021年2月号（Vol.22 No.16）

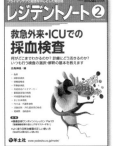

救急外来・ICUでの採血検査

何がどこまでわかるのか？
診療にどう活きるのか？
いつも行う検査の選択・解釈の
基本を教えます

編集／志馬伸朗

2021年1月号（Vol.22 No.15）

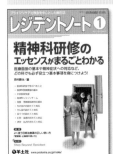

精神科研修のエッセンスがまるごとわかる

医療面接の基本や精神症状への
対応など、どの科でも必ず役立つ
基本事項を身につけよう！

編集／西村勝治

2020年12月号（Vol.22 No.13）

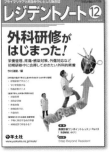

外科研修がはじまった！

栄養管理、疼痛・感染対策、
外傷対応など初期研修中に
会得しておきたい外科的素養

編集／今村清隆

2020年11月号 (Vol.22 No.12)

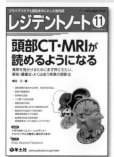

頭部CT・MRIが読めるようになる

異常を見分けるために
まず押さえたい、解剖・撮像法・
よく出会う疾患の読影法

編集／横田　元

2020年10月号 (Vol.22 No.10)

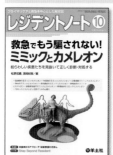

救急でもう騙されない！ミミックとカメレオン

紛らわしい疾患たちを見抜いて
正しく診断・対処する

編集／松原知康，宮崎紀樹

2020年9月号 (Vol.22 No.9)

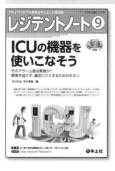

ICUの機器を使いこなそう

そのアラーム音は緊急か？
異常を逃さず、
適切に介入するためのキホン

編集／古川力丸，石川淳哉

2020年8月号 (Vol.22 No.7)

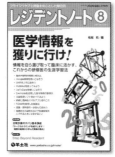

医学情報を獲りに行け！

情報を自ら選び取って臨床に活かす、
これからの研修医の生涯学習法

編集／舩越　拓

2020年7月号 (Vol.22 No.6)

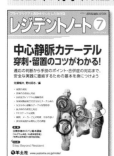

中心静脈カテーテル穿刺・留置のコツがわかる！

適応の判断から
手技のポイント・合併症の対応まで、
安全な実践に直結するための
基本を身につけよう

編集／野村岳志，佐藤暢夫

2020年6月号 (Vol.22 No.4)

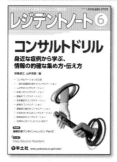

コンサルトドリル

身近な症例から学ぶ、
情報の的確な集め方・伝え方

編集／宗像源之，山中克郎

以前の号はレジデントノートHPにてご覧ください ▶ www.yodosha.co.jp/rnote/

バックナンバーのご購入は，今すぐ！

● お近くの書店で：レジデントノート取扱書店
（小社ホームページをご覧ください）

● ホームページから
www.yodosha.co.jp/

● 小社へ直接お申し込み
TEL　03-5282-1211 (営業)
FAX　03-5282-1212

※ 年間定期購読もおすすめです！

レジデントノート 電子版バックナンバー

現在市販されていない号を含む、
レジデントノート月刊 既刊誌の
創刊号〜2018年度発行号までを、
電子版 (PDF) にて取り揃えております.

・購入後すぐに閲覧可能　・Windows/Macintosh/iOS/Android 対応

詳細はレジデントノートHPにてご覧ください

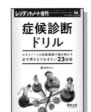
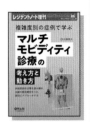
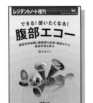
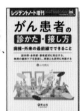
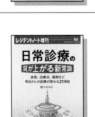
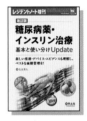
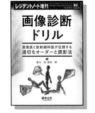
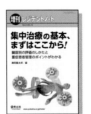
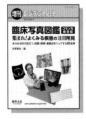

レジデントノート

次号 7 月号 予告
(Vol.23 No.6) 2021 年 7 月 1 日発行

特 集

絶対に見逃してはいけない 画像診断8疾患 (仮題)

編集／藪田　実（聖路加国際病院 放射線科）

研修医の先生も画像診断を行うことは多いと思いますが，系統的に学ぶ機会は意外に少ないと伺います．読影に際し，所見の見逃しや誤った解釈が患者さんの予後を悪化させてしまう，というプレッシャーを感じている方も多いのではないでしょうか．7月号では「"絶対に見逃してはいけない"疾患」をキーワードとし，画像所見を見逃さないためのコツ・読影の際にここだけは必ず押さえておきたいという視点をピンポイントにご解説いただきます．

連 載

● 病棟コールの対応、おまかせください！
「発熱に対応しよう②」(仮題) ……………………………………… 藤野貴久（聖路加国際病院 血液内科）

● よく使う日常治療薬の正しい使い方
「アルツハイマー病治療薬の正しい使い方」
……………………………………… 須田史朗（自治医科大学 精神医学講座・認知症疾患医療センター）

その他

※タイトルはすべて仮題です．内容，執筆者は変更になることがございます．

レジデントノート購入のご案内

これからも臨床現場での「困った!」「知りたい!」に答えていきます!

年間定期購読 (送料無料)

● 通常号〔月刊 2,200円 (10%税込)×12冊〕
…定価 26,400円 (本体24,000円+税10%)

● 通常号+増刊号
〔月刊12冊+増刊5,170円 (10%税込)×6冊〕
…定価 57,420円 (本体52,200円+税10%)

● 通常号+ WEB版 ※1
…定価 30,360円 (本体27,600円+税10%)

● 通常号+ WEB版 ※1 +増刊号
…定価 61,380円 (本体55,800円+税10%)

※1 WEB版は通常号のみのサービスとなります
※2 海外からのご購読は送料実費となります

便利でお得な
年間定期購読を
ぜひご利用ください!

✓送料無料※2
✓最新号がすぐ届く!
✓お好きな号から
 はじめられる!
✓WEB版で
 より手軽に!

下記でご購入いただけます

● お近くの書店で
 レジデントノート取扱書店 (小社ホームページをご覧ください)
● ホームページから または 小社へ直接お申し込み
 www.yodosha.co.jp/
 TEL 03-5282-1211 (営業) FAX 03-5282-1212

◆ 編集部より ◆

　本特集では, 問題を解きながら, 血液ガスの解釈に必要な基本と病態の読み解き方が身につくようにご執筆いただきました. くり返し問題を解いて血液ガスの考え方を自分のものにしていただけたらと思います (素人の編集担当も, 何回かご原稿を拝見するうちに解釈の手順が思い浮かぶようになった? ような気がします).

　また羊土社Webサイトでは, ドリル形式の書籍・特集の問題が解ける「ドリル祭り」を開催しています. p418のQRコードからアクセスし, チャレンジしてみてください.
(田中)

レジデントノート

Vol. 23 No. 4 2021 〔通巻314号〕
2021年6月1日発行 第23巻 第4号
ISBN978-4-7581-1662-6

定価2,200円 (本体2,000円+税10%)〔送料実費別途〕

年間購読料
　定価26,400円 (本体24,000円+税10%)
　　〔通常号12冊, 送料弊社負担〕
　定価57,420円 (本体52,200円+税10%)
　　〔通常号12冊, 増刊6冊, 送料弊社負担〕
　※海外からのご購読は送料実費となります
　※価格は改定される場合があります

© YODOSHA CO., LTD. 2021
Printed in Japan

発行人	一戸裕子
編集人	久本容子
副編集人	保坂早苗, 遠藤圭介
編集スタッフ	田中桃子, 清水智子, 伊藤 駿
広告営業・販売	松本崇敬, 中村恭平, 加藤 愛
発行所	株式会社 羊 土 社

〒101-0052 東京都千代田区神田小川町2-5-1
TEL 03 (5282) 1211 ／ FAX 03 (5282) 1212
E-mail eigyo@yodosha.co.jp
URL www.yodosha.co.jp/

印刷所 三報社印刷株式会社

広告申込 羊土社営業部までお問い合わせ下さい.

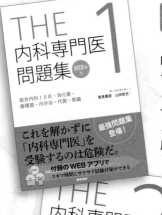
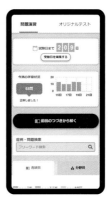
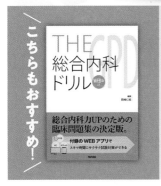
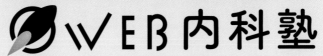

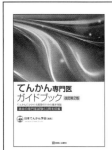
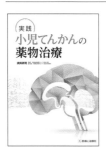
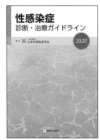
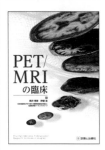
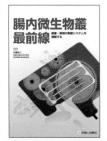
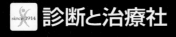

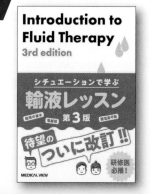
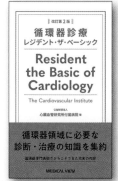
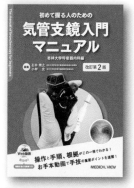
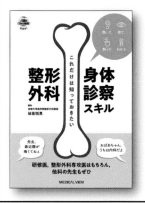
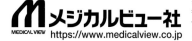

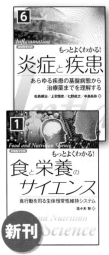
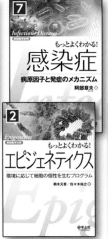
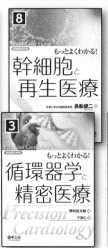
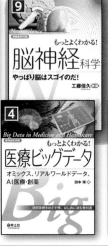
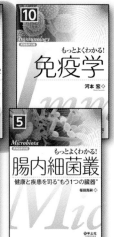

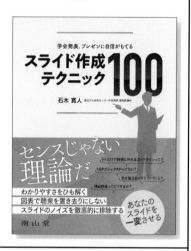

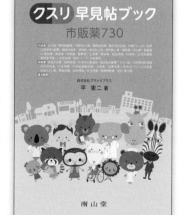
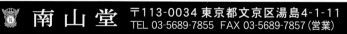

レジデントノート　6月号
掲載広告　INDEX